常见病
护理实践

Nursing Practice for Common Diseases

王玉美　邵鹏　谭永芳　主编

化学工业出版社

·北京·

内容简介

本书从临床护理的实际出发，内容涵盖内科、外科、急救和一般护理常规。本书充分吸收了近几年的护理新理论、新知识和新技术，结合临床实践行之有效的经验，对各专科疾病的发病机制、临床表现、护理评估、护理诊断、护理措施、护理评价等进行了总结与提炼，对护理工作有很强的指导性、针对性。

本书可作为护理工作者科学、规范、合理地进行临床护理的参考用书。

图书在版编目（CIP）数据

常见病护理实践 / 王玉美，邵鹏，谭永芳主编 . —
北京：化学工业出版社，2023.7
ISBN 978-7-122-43366-4

Ⅰ. ①常… Ⅱ. ①王… ②邵… ③谭… Ⅲ. ①常见病
-护理 Ⅳ. ①R47

中国国家版本馆 CIP 数据核字（2023）第 070722 号

责任编辑：张　蕾　　　　　　　　装帧设计：史利平
责任校对：李　爽

出版发行：化学工业出版社
　　　　　（北京市东城区青年湖南街 13 号　邮政编码 100011）
印　　装：河北延风印务有限公司
710mm×1000mm　1/16　印张 13　字数 245 千字
2025 年 1 月北京第 1 版第 1 次印刷

购书咨询：010-64518888　　　　售后服务：010-64518899
网　　址：http://www.cip.com.cn
凡购买本书，如有缺损质量问题，本社销售中心负责调换。

定　　价：58.00 元　　　　　　　版权所有　违者必究

编写人员名单

主　编　王玉美　山东省第二康复医院
　　　　　　邵　鹏　山东省滕州市中心人民医院
　　　　　　谭永芳　烟台市中医医院

编　者　易　瑜　四川省攀枝花市中心医院
　　　　　　王金娣　山东大学附属儿童医院
　　　　　　马翠萍　潍坊市人民医院
　　　　　　吴长凤　黎平县妇幼保健院
　　　　　　范淑群　广东省佛山市第一人民医院
　　　　　　解　琼　东莞市厚街医院
　　　　　　杨　璐　湖北省谷城县人民医院
　　　　　　张红波　内蒙古医科大学新华校区
　　　　　　朱丹丹　湖北省谷城县人民医院
　　　　　　赖冬梅　成都市双流区第一人民医院（四川大学华西空港医院）
　　　　　　周媚梅　成都市双流区第一人民医院（四川大学华西空港医院）
　　　　　　王洪霞　东营市第二人民医院
　　　　　　曾学萍　中国人民解放军西部战区总医院
　　　　　　王　茜　大连医科大学附属第一医院
　　　　　　于　映　大连医科大学附属第一医院

前言

护理工作是医疗卫生事业的重要组成部分。护理工作体现在临床医学的各个方面，各种临床工作，尤其是一些治疗性工作，都必须通过护理实现和完成。护理工作直接关系到医疗质量，关系到患者的生命安危。护士从事的工作不只是打针发药、生活护理等简单的劳动，而是包括护理学在内的医疗工作。例如，护士24小时陪伴在患者身旁，定期巡视病房，在患者病情发生变化时，护士是最早、最快的发现者，特别是在护理危重患者时，护士更是第一线的哨兵，她们随时注意着病情的变化，直接掌握着疾病的每一步进展与转归，为医生制订下一步治疗方案提供更为准确、及时的信息。

为适应临床护理工作需要，我们组织编写了《常见病护理实践》一书。在本书编写过程中，编者参阅了新近国内外有关临床护理资料，结合自身工作实际，力求做到理论联系实际，尤其突出实用性，旨在对提高各级护理人员的理论和技术操作水平发挥积极作用。

全书共分八章，第一章为"一般护理常规"，帮助临床护士明确不同疾病病情观察的重点，以便正确评估病情及做出护理诊断，积极主动地采取相应措施减少患者的痛苦。第二章为"护理程序"，这是对与疾病联系最紧密的主要护理问题的总结，让护理人员对不同疾病的护理程序一目了然。第三章为"临床心理护理实施"，针对不同年龄段的护理问题列出具体的心理护理措施，以指导临床护士更好地服务患者。第四至八章为"急救及常见病护理"，为本书的重点，这是本书相较于其他书籍的一大亮点，具体讲述了常见疾病的常规护理方法和标准。

由于时间仓促及编者水平有限，不当之处在所难免，恳切希望广大同仁不吝赐教，予以指正。也欢迎广大同仁踊跃提出宝贵意见，与笔者共同探讨相关问题，共同促进学科的发展和个人水平的提高。

编　者
2024 年 6 月

目 录

第一章

一般护理常规

第一节　入院患者一般护理常规

一、病情观察要点

（1）了解患者住院的原因，对患者当前病情进行观察和分析，并对其进行初步的指导。

（2）观察患者的生命体征、皮肤、食欲、睡眠、大小便情况及四肢运动功能。

（3）注意观察患者的心肺功能和相应的阳性体征，以准确地诊断和有重点地观察。

（4）对可能的或继发性的情况进行观察。

（5）观察患者的精神状况。

（6）观察药物的效果和不良反应。

（7）观察家属对患者的照顾是否符合要求。

二、主要护理问题及相关因素

（1）角色行为失调：与患者的生活方式、所处环境等因素改变相关。

（2）忧虑、害怕：与患者健康状况的变化、对疾病预后的担忧以及对家庭、工作和经济问题的担忧有关。

（3）睡眠障碍：与睡眠状况变化有关。

（4）知识匮乏：有关疾病的知识匮乏。

三、主要护理问题的护理措施

(一) 角色行为失调

（1）了解患者对周围环境的适应性。

（2）了解患者的性格特点，提高其心理素质。

（3）对患者进行角色调整的辅导。

(二) 忧虑、害怕

（1）分析导致患者焦虑的因素，并采取相应措施。

（2）帮助患者了解病区的环境及工作人员，消除患者的不安全感。

（3）让患者了解其所患疾病，使他们尽早了解病情。

（4）积极改进检查步骤，以制订治疗计划。

（5）对患者进行精神疏导。

(三) 睡眠障碍

（1）分析导致患者睡眠障碍的原因，并采取相应的治疗措施，减轻诱发患者睡眠障碍的因素。

（2）帮助患者对周围环境进行适应。

（3）保持环境的安静和舒适。

（4）如有需要，应按医生的指示使用镇静药或止痛药。

(四) 知识匮乏

（1）对患者的认知缺失进行评价。

（2）介绍发病原因、治疗方案、治疗中的注意事项，使患者更好地了解病情。

四、重点沟通内容

(一) 交流

"您好，欢迎来到我科室，我叫××，是您的值班护士。请把住院记录和缴费凭证交给我。请您将这些材料保存好，别弄丢了。我来给您介绍一下……我带您去看看……"（向患者提供床位，介绍病房环境，探视、作息、陪护制度，管床医生、主任、护士长、消防、呼叫器等）

"您好，您的住院证给我看看，您住在××科，您跟我来吧。"

"您昨天晚上有没有休息好？今天，我们要做的是……检查、治疗。您现在的饮食习惯是……能吃，但不能吃太多。"

（二）非语言沟通

（1）热情接待，合理安排病床，做好个人卫生。对急症、重症患者，要根据患者的情况，及时提供必要的医疗用品和药物。

（2）对患者的生命体征、体重进行监控。

（3）对患者的情况进行分析。

（4）向医师通报，对患者进行诊断（急诊、重症患者，请立刻报告上级医师）。

（5）按照医生的指示进行相关的治疗和护理。做好住院护理评价及床头卡的填写，提醒患者及时进行三大常规、心电图、胸片、生化等各项检查。

（6）对患者及家属详细介绍病房环境、住院规则、探视制度等，以帮助患者尽快熟悉环境，消除焦虑、紧张等情绪。

五、健康指导

（1）做好与各类疾病有关的健康教育，包括病因分析，治疗、护理要求等。

（2）膳食指南：合理膳食，确保充足的营养，补充身体所需要的营养。

（3）正确使用药物，向患者说明药物的名称、作用、剂量、使用方法和注意事项。

（4）对患者进行适当的指导，使其了解治疗中可能存在的问题。

（5）对生活不能自理和有跌倒风险的患者进行生活护理，帮助其锻炼肢体功能，提高其安全意识，防止跌倒、坠床等。

（6）维护皮肤完整，引导和帮助患者定时正确翻身，避免患者因长期卧床而使局部受到压迫，保持被褥清洁干燥。

第二节　出院患者一般护理常规

一、病情观察要点

（1）病情恢复状况：体温、脉搏、呼吸、血压、意识、皮肤，同时检查患者的肢体活动度、大小便情况。

（2）膳食和营养情况以及自我锻炼情况。

（3）患者的精神状况。

二、主要护理问题及相关因素

（1）角色行为紊乱：与患者重返其原有的生活环境，并需担负起原有社会责任有关。

（2）焦虑：与病情的预后相关。

三、主要护理问题的护理措施

（一）角色行为紊乱

（1）膳食指南。

（2）制订具体的康复方案，以使患者能够尽快康复。

（3）对患者进行适当的指导，使其逐渐适应社会角色。

（二）焦虑

（1）对导致患者焦虑的因素进行分析。

（2）告知患者病情康复和出院后需要注意的问题。

（3）定期随访。

四、重点沟通内容

（一）交流

"您好，您能不能就住院期间的感受给我们提点建议？这对我们的工作和对患者服务的改进都是有好处的。"

"您先回去好好养病，按照医生的医嘱吃药，如果有什么问题可以给我们打电话，如果有什么不舒服的地方要尽快来医院就诊，保重。"

"按照您目前的病情恢复状况，医生已经开出了可出院的医嘱，您可以回家休息了。"

"这是咱们科室的联系电话，出院后有任何问题，都可以电话联系我们。"

（二）非语言沟通

（1）对患者的心理、生理和社会需求进行分析，协助患者处理心理问题。

（2）出院医嘱由医生完成后，护理人员需将其病情记录、出院记录补充完善。

（3）将患者的寄存物品退还，将患者在医院借用的东西全部回收并消毒。

（4）停止所有的医嘱。

（5）将患者的检查卡片从患者一览表中取出来，将床边的卡片和所有的标志都拿出来。

① 填写出院病历。

② 根据患者具体情况，用轮椅、平车或步行将患者带到病房的出口处或医院的门前。

（6）对床单位进行清洁、消毒，以供新患者使用。

五、健康指导

（1）膳食指南。

（2）根据患者的情况，对患者进行有针对性的康复治疗指导。

（3）对家属进行居家照护方面的培训。

（4）指导患者合理、安全、有效地用药。

（5）嘱咐患者在医生的指导下定期进行复查。

第二章

护理程序

护理工作与健康息息相关，要想提供科学、有效的健康服务，面对人们各种复杂的健康问题，需要有一套科学、系统的解决问题的方法。因此，在现代医学模式和护理学发展到一定阶段后，在新的护理理论基础上产生了一种系统而科学地安排护理活动的工作方法，即护理程序。护理程序是护理专业独立性和科学性的体现。护理程序的开展，真正贯彻了"以患者为中心"的科学护理观，是医院、社区、家庭都适用的护理方法，为护理学向科学化、系统化的方向发展奠定了一定的科学基础，并借此提高护理服务质量，推动护理学的专业化发展。

第一节　护理程序概述

一、护理程序的概念和特点

（一）护理程序的概念

程序是指一系列朝向某个特定目标的步骤或行动。护理程序是一种有计划、系统而科学的护理工作方法。其目的是确认和解决护理对象对现存或潜在健康问题的反应。护理程序同时也是一个综合、动态、决策和反馈性的思维与实践过程。

综合是指为解决护理对象的健康问题，需要综合运用多方面、多学科知识的护理方法，不仅包括医学及护理学方面的知识和技能，也包括心理学、社会学、教育学、管理学等学科。动态是指护理措施会随着护理对象的病情变化，即护理问题的不断发展变化而随时调整。决策是指护士应针对护理对象的健康状况所提出的护理问题，决定采取哪些护理措施并制订出解决问题的方法。反馈是指实施护理措施后的结果又作为新的信息反馈回来，成为判定护理问题及措施正确与否的依据，并为制订新的护理措施提供依据。

（二）护理程序的特点

1. 个体性

护士运用护理程序时需要充分考虑不同护理对象的个体特性，根据护理对象的生理、心理和社会需求来计划和安排护理活动，充分体现以护理对象为中心的指导思想。护士应根据护理对象健康问题的不同，按其需要和生活规律安排不同的护理活动。

2. 目标性

在运用护理程序中，必须确定所要达到的具体目标，并全面计划及组织护理活动，最主要的目的就是解决护理对象的健康问题，满足护理对象生理、心理、社会等方面的整体需要，使其达到最佳状态。

3. 动态性

护士在运用护理程序时，需要根据护理对象不断发生的病情变化，即护理问题的不断发展变化，随时修改护理计划和采取相应的护理措施。

4. 科学性

护理程序是在吸收多学科理论成果的基础上，在一定的理论指导下所形成的一种科学的工作方法。

5. 互动性

为保证护理质量，护士在运用护理程序时，不仅需要随时与护理对象交流，建立友好、相互信任的关系，使其愿意参与确认问题、制订和评价护理计划，而且必须与护理对象的家属、医生及其他医务人员进行交流和协作。

6. 普遍性

无论护理对象是个人、家庭还是社区，无论护理场所是医院、家庭病房、社区诊所还是其他保健康复机构，护士都可灵活地运用护理程序。

二、护理程序的理论基础

在运用护理程序过程中需要以多种理论为基础，其中包括系统论、信息论、控制论等，并以心理学、行为学等护理相关学科的理论和现代护理理念为指导。这些理论相互联系、相互支持，共同为护理程序提供理论上的支持，并且在护理程序实施的过程中发挥指导作用。

（一）系统论

系统论构成了护理程序的基本框架。护理程序作为一个开放系统，其要素包括护理对象、护士、其他医务人员、医疗仪器设备、药品等。每个要素既有其独特的功能，要素与要素之间、要素与环境之间又不断地进行着相互的作用和联系，构成了护理过程的特定功能，即通过评估、诊断、计划、实施和评价过程给予护理对象有计划的、系统的、全面的护理，使其恢复和增进健康。

该系统输入的是护理对象的健康状况、护士的知识与技能水平、医疗设施等，经评估、诊断、计划和实施等系统的处理与转换过程，输出实施护理计划后护理对象的健康状况。最后评价预期健康目标实现的程度，并进行信息反馈。若护理对象的健康状况已达到预期目标，则护理程序终止；若目标尚未达到，则需要重新收集资料，修改护理计划并继续实施，直至达到预期的健康目标。

（二）信息论

信息论是研究信息的获取、传输、储存、处理和交换的一般规律的科学。护理程序是一种科学解决问题的方法，同样也是一个获取、传输、储存、处理和交换信息的过程。信息论可应用于护理程序的各阶段，赋予护士交流能力和技巧，从而使护士及时了解护理对象真实的信息，以实施正确的护理，确保程序的最佳运行。因此，信息论在护理程序中具有非常重要的意义，是护理程序的理论基础之一。

（三）控制论

控制论主要研究系统行为的操纵控制和反馈调节。将控制论的原理应用到护理程序中，护士通过观察护理对象的种种外部行为，判断是否达到预期目标，然后进行信息反馈，控制调节系统的再输入，直到系统输出的护理对象行为达到预期目标。如此多次反复，直至护理对象的健康问题消除并且康复。

（四）其他理论

在运用护理程序过程中，护士还需要引用一些理论和方法，如需要层次理论、压力与适应理论、问题解决理论、评判性思维等。需要层次理论可用于收集或整理护理对象的资料，并按照需要层次的划分，排列护理诊断的顺序，确定护理的重点。压力与适应理论帮助护士观察和预测护理对象的生理和心理反应，并依此制订护理计划，采取护理措施减轻压力，提高护理对象的适应能力。问题解决理论为护理程序奠定了方法论的基础，护士首先应明确护理对象的健康问题，制订与问题相关的目标，最后寻求解决问题的最佳方案及评价效果。评判性思维是应用于护理领域中的一种新的思维方法，可应用于护理程序的每一个环节。护士通过运用逻辑推理、疑问态度、自主思维等方法为护理对象提供多层面的护理，以提高整体护理质量。

三、护理程序的基本步骤及其相互关系

护理程序由评估、诊断、计划、实施和评价五个步骤组成。

（一）护理评估

护理评估是护理程序的第一步，是运用各种方法和途径收集、整理、核实、分析、记录、评价有关护理对象健康状况资料的过程。

（二）护理诊断

护理诊断是对评估获得的资料进行分析，以确认护理对象存在的健康问题。

（三）护理计划

针对提出的护理诊断，科学、规范地制订护理计划，包括排列护理诊断的次序，确定预期目标，制订相应的护理措施，并且将其成文。

（四）护理实施

护理实施是落实护理计划，有组织、有步骤地为护理对象提供具体护理措施的过程。

（五）护理评价

评价护理活动的成效，也就是将护理对象的健康变化情况与预期目标做比较，确定达标程度，分析原因，决定是否修改护理计划，继续或终止护理程序。

护理程序虽然看似是五个各自独立的步骤，实际上这五个步骤是相互联系、相互依存的，是一个循环往复的过程。例如，在护理对象入院后，护士应对其生理、心理、社会等方面的状况和功能进行评估，即收集这些方面的有关资料，根据这些资料判断其存在哪些护理问题，即做出护理诊断，围绕护理诊断制订护理计划，之后实施计划中制订的护理措施，并对执行后的效果及护理对象的反应进行评价。护理程序的任何一个步骤出现问题，都将影响其他步骤的有效进行。例如，在评估阶段如果收集护理对象资料不准确或不全面，那么根据这些不准确或不完整的资料所确定的护理诊断必然不能体现护理对象的真正问题，所制订的护理计划也会因此而出现问题。此外，评价看似是护理程序的最后一步，事实上评价贯穿于护理程序的各个步骤，它不仅要对预期目标是否实现及实现的程度做出

评价，更需要根据护理对象的具体情况对评估所收集的资料是否全面准确、护理诊断是否科学合理、计划的制订是否有针对性以及实施过程是否存在问题等随时进行评价，以便能及时对护理活动进行修正和调整，确保护理对象得到高质量的整体护理服务。

四、护理程序对护理专业的意义

（一）对护理对象的意义

应用护理程序强调以护理对象为中心，从简单的生活护理发展到心理、社会护理，全方位关照人类的健康，提供更系统、更全面、个体化、高质量的健康照顾。护理对象也可以通过参与健康护理活动，增进维护自身健康的意识和技能，从而保证护理对象能够享受高水平的护理服务。

（二）对护士的意义

护理程序使护理工作摆脱了过去多年来被动、盲目地执行医嘱的局面，培养了护士独立发现问题、解决问题的能力，也可以通过不断的反馈提高业务水平。此外，护理程序要求护士不断与护理对象、家属及其他医务人员接触与交流，从而增强了护士的人际沟通及交往能力。

第二节　护理评估

护理评估是护理程序的第一步，是护士有目的、有计划、系统地收集护理对象的资料并对资料加以整理的过程。评估的主要目的是建立护理对象现存或潜在的健康问题的基础资料。护理评估是护理过程的基础与核心部分，评估时收集的资料是否可靠、全面，将直接影响护理诊断和护理计划的准确性。

护理评估是一个连续进行的动态过程。一般来说，护理对象入院时需对其进行全面系统的综合评估。此后，护士应利用每次与护理对象接触的机会随时收集有关护理对象的反应和病情变化的资料，以便及时发现问题，修改和补充护理计划。可以说，护理评估贯穿于护理工作的始终，贯穿于护理程序的全过程。护理评估包括收集资料和整理资料。

一、收集资料

收集资料是收集有关护理对象健康状态相关信息的过程，护理程序的所有步骤都依赖于资料的收集。因此，收集资料是关键的一步，直接关系整个护理计划的准确性。若收集的资料不完善或不准确，将导致诊断不准确、计划有误、措施不当甚至有害。此外，收集资料必须从整体护理的观念出发，资料不仅要涉及护理对象的身体状况，还应包括心理、社会、文化和经济等方面。

（一）收集资料的目的

收集资料的目的：①为正确提出护理诊断提供依据；②为制订护理计划提供依据；③为评价护理效果提供依据；④为护理科研积累资料；⑤为其他医务人员提供有益信息。

（二）资料的来源

1. 护理对象本人

护理对象本人是资料的主要来源，只要护理对象本人意识清醒、精神稳定又非婴幼儿就可以作为收集资料的主要来源。作为护士，在收集资料时，应注意妨碍资料收集的因素，并采取适当的措施以获取有效的资料。例如，护理对象有语言障碍，不能用普通话或护患之间容易听懂的语言交谈时，护士就需用简单易懂的语言让护理对象明白，有可能的话，请翻译协助交谈。

2. 护理对象的亲属或关系密切的人员

护理对象的亲属或关系密切的人员包括护理对象的配偶、子女、朋友、邻居、保姆甚至义工等，他们所提供的间接资料往往能补充和证实护理对象提供的直接资料。尤其是在护理对象无法提供资料时，如语言障碍、意识不清、智力不全、精神障碍的患者及婴幼儿等，护士就需要从护理对象的亲属及关系密切的人员那里获得资料，而且此时他们是主要的资料来源。护士应注明资料的出处。

3. 其他医务人员

当护理对象寻求健康帮助时，无论住院与否都必须与各类医务人员接触，如医生、理疗师、营养师、检验人员及其他护士等。因此，护士常常可以从与患者接触的医务人员处获得重要的健康资料。

4. 病历和各种检查报告

既往的病历、既往健康检查记录、儿童预防接种记录以及各种实验室检查和诊断检查报告等，均能及时提供护理对象现在和既往健康状况的资料。护士通过阅读病历及各种检查报告可了解护理对象的基本资料（职业、信仰、婚姻状况等），及时掌握护理对象病情动态变化的情况，监测护理对象对护理措施的反应，从营养师的记录中还可了解护理对象的营养需求。另外，护士在参考各种检查报告时，除要考虑护理对象的年龄、性别外，还要考虑不同医院、不同检查方法的正常值会因所用的检验仪器和方法不同而有所不同。

（三）资料的种类

1. 按照资料的来源分类

（1）主观资料：主观资料是护理对象对健康问题的主观描述。由于主观资料是护理对象本身所经历的、感觉的、想到的，故主要由其本人描述。如"我今天感到很不安""伤口剧烈疼痛""皮肤瘙痒""我夜间睡眠很不好""我感觉全身无力"等都是主观资料。主观资料可反映护理对象的知觉、感受、价值观、信仰、态度、对个人健康状态的认识和生活状况的感知等。由患者家属及对患者有重要影响的人提供的资料是基于看法而非事实，这种资料亦为主观资料，例如"他今天好像比较高兴"（患者妻子陈述）。

（2）客观资料：客观资料是护士通过观察、体格检查以及借助医疗仪器和实验室检查所获得的资料。这种资料可以被他人看到、听到、闻到、感觉到，包括体征、辅助检查结果及护理对象的行为表现等。如"患者全身大汗""患者表情紧张""血压 180/120mmHg""手术切口渗血""肺部湿啰音""X 线检查提示肺部有阴影"等都是客观资料。客观资料可以通过观察或测量获得，是客观存在的事实，可以用来证实主观资料的真实性。主、客观资料都是提出护理诊断的重要依据。护士在收集资料时，两种资料需同时收集，并将两种资料加以比较，互相证实资料的准确性及真实性。

2. 按照资料的时间分类

（1）既往资料：既往资料是指与护理对象过去健康状况有关的资料，包括既往病史、治疗史、过敏史等。

（2）现时资料：现时资料是指与护理对象现在发生疾病有关的状况，如现在的体温、脉搏、呼吸、血压、睡眠状况等。

护士在收集资料时，需要将既往资料和现时资料结合起来分析。例如一名 38 岁的患者，现在的血压是 120/80mmHg，表面看起来属于正常范围，但如果这位患者在过去十年内的血压均为 85/50mmHg 左右，那么现在的血压就有重要的临床意义，应特别注意。

（四）资料的内容

1. 一般资料

一般资料包括姓名、性别、出生日期、出生地、民族、信仰、婚姻状况、家庭成员及职业等内容。

2. 现在健康状况

现在健康状况包括本次发病情况，主要的不适主诉，目前的治疗、用药情况，近期各种检查的结果，以及饮食、营养、睡眠、排泄、自理、活动等日常生活形态。

3. 既往健康状况

既往健康状况包括患病史、创伤史、住院史、手术史、过敏史、预防接种史、传染病史，以及既往日常生活形态、烟酒嗜好等。女性护理对象还应了解月经史和婚育史。

4. 家族史

有无家族遗传性疾病或家族其他成员是否患有与护理对象类似的疾病。

5. 护理体检的检查结果

如身高、体重、体态、生命体征、精神和营养状况及身体各系统的阳性体征等。

6. 实验室及其他检查结果

查看护理对象最近各种检查的报告和数据，以了解其病情变化的第一手资料。

7. 护理对象的心理状况

心理状况包括护理对象对疾病的认知和态度、康复的信心，病后精神、行为及情绪的变化，护理对象的人格类型、应激事件及应对能力等。

8. 社会文化状况

社会文化状况包括工作或学习情况、宗教信仰、价值观，目前享受的医疗保险待遇、经济状况、医疗条件，家庭成员对护理对象的态度和对疾病的了解，以及社会支持系统的状况等。

（五）资料收集的方法

1. 交谈法

交谈法通常是护理对象第一手也是最重要的资料来源。护理评估中的交谈是有目的、有计划的交流或谈话。

（1）交谈的目的：①有效地收集与护理对象健康相关的资料和信息；②为护理对象提供有关病情、检查、治疗和康复的信息，对其进行有针对性的健康教育和心理咨询，有助于建立和发展良好的护患关系。

（2）交谈的分类：一般交谈分为正式和非正式交谈两种。正式交谈是指事先通知护理对象，与护理对象进行有计划的交谈，常用来收集或发出信息。例如，收集新入院患者的健康状况资料、出院前的健康指导等。非正式交谈是指护士日常工作中与护理对象进行的随意而自然的交谈。此时，护理对象可能感到是一种闲谈，但这样的谈话往往使护理对象及家属感到亲切、放松而愿意说出内心的真实想法和感受，以利于了解与护理对象病情相关的一些隐私性资料，常用来评价和解决问题。

如果因为护理对象有生理或心理某些特殊状况而无法与之交谈时，护士应跟护理对象的亲朋好友及其他医务人员交谈以获取健康资料。要想使交谈达到预期的目的，护士必须熟练掌握沟通技巧，这样才能有目的地收集有关护理对象目前健康状况的全面资料。

2. 观察法

观察法是指护士运用视、听、嗅、触等多种感觉器官获得护理对象生理、心理、精神、社会、文化等各方面的健康信息，并对这些信息加以分析，做出判断的方法。护士与护理对象的初次见面就意味着观察的开始，护士应注意观察护理对象的外貌、步态、个人卫生、精神状况和反应等，并应有意识地对护理对象进行连续观察，随时收集支持或否定护理诊断的资料，修改和补充护理计划，观察实施护理措施后的效果等。实际上，护士常常是在体检、护理及交谈的同时进行观察并收集资料的，如在协助患者床上擦浴时观察皮肤的颜色、在巡视输液时观察呼吸情况等。观察不仅是收集健康资料的过程，也是评判性思维在临床上灵活运用的过程，如护士观察到患者脸色发红，就应该运用评判性思维分析原因，联想到是否与体温、活动、室温、血压等有关，并进一步做出护理决策。护士的观察能力作为一种技能，与其所具备的专业理论知识、评估技能和临床经验密切相关，只有通过在护理实践中不断培养和锻炼，才能得到发展和提高。

3. 体格检查

体格检查是指护士系统地运用望、触、叩、听等体格检查手段或借助一些辅助器具，对护理对象的生命体征及各个系统进行检查，有目的地收集资料的方法。护理体检不同于医生所做的体格检查，护士应将重点放在出现问题的地方，收集与确定护理诊断、制订护理计划等有关的身体状况方面的资料。例如，对一位脑血栓肢体活动障碍的患者，护士应着重检查患者肢体活动、感觉和肌肉张力情况，而不必像医生一样进行整个神经系统的检查。护士应掌握一定的体检技能，能为护理对象进行身体评估，以便及时了解病情变化和发现护理对象的健康问题。

4. 查阅

查阅护理对象的医疗病历（包括门诊病历、既往住院病历、现住院病历）、护理病历及各种检查报告资料等，以了解护理对象的健康问题，从而进行有针对性的护理。

二、整理资料

整理资料是将收集到的资料进行核实、整理分类、分析和记录的过程。

(一) 核实资料

核实资料是指对一些不清楚或有疑点的资料重新调查、确认，补充新资料，以保证所收集到的资料是真实、准确的。核实资料十分重要，因为未经核实的资料可能会有错误、偏差或相互间有冲突，从而导致护理计划制订错误。

1. 核实资料的完整性

全面检查所收集的资料，以免在某些方面出现遗漏。

2. 核实主观资料

核实主观资料并非出于对护理对象的不信任，而是由于其感知有时可能出现偏差，因而需要用客观资料对主观资料进行核实。如产妇认为"我的乳汁分泌很正常"，而护士通过观察发现婴儿经常因饥饿而哭闹，证明事实上产妇的乳汁并不充足。

3. 澄清含糊的资料

如患者诉说"腹痛"，护士就要确定腹痛的部位、性质、持续时间、诱发因素及缓解方式等。

4. 核实可疑的非正常值

如心电监护仪显示患者心率为 120 次/分，而患者并无心慌不适，这时护士应检查心电监护仪和听诊患者的心率。

(二) 整理分类

通过收集资料，获得了大量有关护理对象健康状况的资料。资料内容纷繁复杂，涉及各个方面，因此需要采用适当的方法分类整理，以便于护士对资料进行分析和查找，并且可以避免资料的遗漏。目前临床常用的整理分类方法有以下三种。

1. 按需要层次理论分类

(1) 生理需要：如体温 39℃、呼吸道阻塞、水肿、电解质紊乱、大小便失禁、腹痛、睡眠形态紊乱等。

(2) 安全需要：如对医院环境感到陌生和孤独无助、担心手术失败、对疾病预后的顾虑、对各种检查治疗产生恐惧、对医务人员的技术不信任、担心经济问题等。

（3）爱与归属的需要：如患者想家、想孩子，孩子想妈妈，希望有人来探望等。

（4）尊重的需要：如由于外貌受损而不敢见人，怕被别人看不起；个人的习惯、价值观、宗教信仰等希望被理解。

（5）自我实现的需要：担心住院影响工作或学习，以及失聪、失语、瘫痪、截肢等会影响患者实现理想。

2. 按功能性健康形态分类

可将收集到的各种资料按马乔里·戈登（Marjory Gordon）的 11 个功能性健康形态分类。

（1）健康感知—健康管理形态：个体或家庭对健康的认识。

（2）营养—代谢形态：食物和液体的摄入情况。

（3）排泄形态：排便、排尿情况。

（4）活动—运动形态：日常活动能力、活动量和活动方式等。

（5）睡眠—休息形态：睡眠、休息和放松情况。

（6）认知—感知形态：个人的舒适感、对疾病的认识和感知能力。

（7）自我认识—自我概念形态：对自我的主观认识、自我评价。

（8）角色—关系形态：家庭关系、工作关系和社会关系等。

（9）性—生殖形态：性别的确认及女性的月经、生育情况。

（10）应对—应激耐受形态：对伤害、威胁或挑战等非常规性刺激的反应形态。

（11）价值—信念形态：信仰、信念和价值观等。

3. 按护理诊断领域分类

可将收集到的各种资料按照北美护理诊断协会（NANDA）分类法的 13 个护理诊断领域分类。该分类法在戈登的 11 个功能性健康形态的基础上修订而成，并在 2000 年第 14 次 NANDA 会议上获得通过。这 13 个护理诊断领域分别是促进健康、营养、排泄、活动/休息、感知/认知、自我感知、角色关系、性、应对/应激耐受性、生活准则、安全/防御、舒适和成长/发展。

（三）分析资料

将资料收集、核实、组织后就应将整理好的资料进行分析，以找出异常，发现问题，为护理诊断做好准备工作。

1. 与正常值比较

收集资料的目的在于发现护理对象的健康问题，因此应将资料与正常标准进行比较以找出异常所在。这就要求护士根据所学的基础医学知识、护理学知识、人文科学知识，并通过熟练掌握各种正常范围及表现，以发现哪些资料是异常的。如一名 3 岁的小孩大小便仍不会自理，这是发育迟缓的问题，但是如果原来在家里能够自理，住院以后才出现不能自理的情况，那可能是焦虑所致的退化现象。在与正常值比较时，护士还应考虑不同年龄阶段、不同性别、不同背景条件下的个体差异，并进行综合分析。

2. 找出相关因素和危险因素

分析资料时还应该判断造成异常情况的相关因素和找出潜在的危险因素。如护理对象近期活动无耐力、经常感到头昏心慌，护士可通过观察其有无失血、营养缺乏及查看客观资料中的各种检查报告单，以找出引起异常的原因。有些资料虽然目前还在正常范围，但是由于危险因素存在，若不采取预防措施，以后很可能会出现异常，危害护理对象的健康。找出潜在的危险因素，可以帮助护士预测护理对象今后可能发生的问题，以做好预防工作。如一位长期卧床的脑血栓患者，可能发生压疮，护士应该注意到身体长期受压是引起压疮的危险因素，并加以预防。

（四）记录资料

记录资料是护理评估的最后阶段。目前，资料的记录一般无统一格式，可以根据资料的分类方法，结合各医院、各病区的特点自行设计可以反映本病区患者特点的评估表。但无论记录的格式如何，在记录资料时应注意以下几个方面的问题。

1. 记录应客观、真实、准确

对于患者的主观感受或症状应用引号记录患者的原话，如记录护理对象诉说"头昏心慌"，而不要带有自己的主观判断去推论。记录时要避免使用无法衡量的词语，如好、坏、尚好等，如护理对象"食欲不佳"，就不如记录"早饭 1 碗稀饭、午饭 2 碗米饭"等更真实。对于客观资料的描述要使用专业术语，并按客观观察到的情况记录，而不是记录经过主观判断后的结果。如在体检时发现骶尾部有一皮肤破溃，应记录成"骶尾部有一 2cm×2cm 的皮肤破损，累及皮下组织，未及肌层"，而不要记录成"因长期受压导致骶尾部Ⅱ度压疮"。

2. 及时、认真记录

收集到的各种资料都应有所记录，记录应及时、认真，字迹清晰、简洁，避免错别字。

3. 记录格式符合要求

（1）能够全面、及时、准确地反映护理对象的情况。

（2）反映不同专科疾病的特点，如神经科病区与产科病区的入院评估表应有所区别，应结合护理对象的特点来设计并记录。

（3）表格简单清楚，一目了然。

（4）方便护士记录。

第三节　护理诊断

护理诊断是护理程序的第二步，是护士在评估的基础上运用评判性思维对所收集的健康资料进行分析并做出判断，从而确定护理对象的健康问题及引起健康问题的原因。

护理诊断首先于 1953 年由 Virginia Fry 在其论著中提出。她指出，欲使护理专业得到发展，首要的工作是制订护理诊断，制订个体化的护理计划。该思想在当时未受到充分重视。直至 1973 年美国的全国护理诊断分类组在密苏里州的圣路易斯市召开第一次会议，才正式将护理诊断纳入护理程序，并开始在护理实践中使用护理诊断，同时决定每两年召开一次会议，制订和修改护理诊断。1982年 4 月召开的第五次会议因有加拿大代表参加而改名为北美护理诊断协会，至 2011 年 NANDA 已修订确定了 201 个护理诊断。我国卫生部护理中心于 1995 年 9 月在黄山召开第一次护理诊断研讨会，目前我国医院中使用的是被 NANDA 认可的护理诊断名称。

一、护理诊断概述

（一）护理诊断的定义

目前，护理诊断所使用的定义是 NANDA 在 1990 年第九次会议上提出并通过的，即护理诊断是关于个人、家庭、社区对现存的或潜在的健康问题或生命过程所产生的反应的一种临床判断，是护士为达到护理的预期结果而选择护理措施的基础，这些预期结果应是护理职责范围能够达到的。从护理诊断的定义可以看出：①护理诊断描述的是人类的健康问题或生命过程的反应，而非护理需要和护理措施；②护理诊断涉及与人的生命有关的生理、心理、社会文化、发展和精神等各个方面的问题；③护理诊断所描述的人类健康问题，必须在护理工作范围之内，是能够通过护理职能缓解或解决的问题；④护理诊断所描述的人类健康问题，不仅包括已经存在的问题，还包括潜在的和可能的问题。

（二）使用护理诊断的目的及意义

1. 有利于临床护理质量的提高

护理诊断为护士有针对性地制订护理计划提供了依据，明确了护理的实践范围和护理问题的本质与特性，便于护士有目的、有计划地为护理对象提供高质量的护理，体现了以人的健康为中心的护理理念。同时，护士按照统一的术语——护理诊断来记录护理对象的健康问题、具体表现、护理措施和效果，有利于护理经验的总结和交流，可促进护理质量的进一步提高。

2. 有利于护理学科的发展

护理学作为一门独立的学科，应该有其独特的服务范畴、知识体系、科研内容、理论基础和专业性组织。护理诊断明确了专业术语，强调了护理的整体性，关注患者的整体性反应，不仅包括生理反应，还包括心理、社会、发展、精神等方面的反应，提供了护理知识体系的框架结构，为护理学科的发展奠定了基础。

3. 引导护理教育和研究向专业化方向发展

护理诊断为护理知识的整合提供了框架。这不仅有利于护理教师有条理、系统地教授护理课程，同时也明确了护理研究的内容和方向。这在很大程度上提高了护理教育和护理研究的条理化程度，将教学和研究的重点放在护理对象对健康问题的反应上，而不是放在疾病诊断、治疗方法等医疗问题上。

4. 促进护理信息管理现代化

现代大量的信息及资料都可借助计算机进行储存与整理，护理诊断的统一命名为护理信息的储存和提取带来了很大的方便，为建立护理信息数据库或护理信息系统创造了条件，也使应用计算机进行护理资料管理成为现实。

（三）护理诊断的分类

1. 现存的护理诊断

现存的护理诊断是指护理对象正在感到的不适或存在的反应。患者主要症状和体征的存在是确定现存的护理诊断的重要依据。如一名患者呕吐、腹泻、大汗3天，其护理诊断为"体液不足：与液体丢失过多有关"，即为现存的护理诊断。

2. 潜在的护理诊断

潜在的护理诊断是指护理对象目前尚未发生问题，但因为有危险因素存在，若不进行预防处理就可能会发生的问题。对于潜在的护理诊断，观察和预防是护理干预的重点。潜在的护理诊断用"有……的危险"进行描述。它要求护士具有预见性，当护理对象有导致易感性增加的危险因素存在时，要能够预测到可能会出现哪些问题。如一位肥胖患者长期卧床，虽然目前皮肤完好，但有一个潜在的护理诊断"有皮肤完整性受损的危险：与肥胖且长期卧床不活动有关"。

3. 健康的护理诊断

健康的护理诊断是对个体、家庭或社区具有加强健康以达到更高水平潜能的临床判断。健康的护理诊断是护士在为健康人群提供护理时用到的护理诊断，如"母乳喂养有效""有增强自我健康管理的趋势"。

二、护理诊断的组成部分

NANDA 在其出版的《护理诊断手册》中提出，每个护理诊断基本上由四部分组成，即诊断的名称、定义、诊断依据及相关因素或危险因素。

（一）名称

名称即问题陈述部分，是对护理对象的健康状态或疾病产生反应的概括性描述，常用受损、增加、减少、无效、缺乏、紊乱、功能障碍、过多、增强的趋势等特定描述语，如"皮肤完整性受损""清理呼吸道无效""排尿障碍""有增强睡眠的趋势"等。

（二）定义

定义是对护理诊断的一种清晰、精确的描述，并以此与其他护理诊断相区别。NANDA 批准使用的每个护理诊断名称都有相应的定义，用定义的方式确定每个护理诊断的特性。因此，护士在使用诊断名称时，应首先仔细了解其定义的内涵。例如，"气体交换受损"这个护理诊断的定义为个体经受肺泡与微血管之间的气体（氧与二氧化碳）交换减低的状态；"便秘"这个护理诊断的定义为个体处于一种正常排便习惯发生改变的状态，其特征为排便次数减少和（或）排出干、硬粪便。

（三）诊断依据

诊断依据是对护理诊断具体特征的详细阐述，是做出该诊断的临床判断标准。诊断依据常常是护理对象所具有的一组症状和体征及相关病史等。对于潜在的护理诊断，其诊断依据则是存在危险因素。

诊断依据根据其在特定诊断中的重要程度分为主要依据和次要依据。

1. 主要依据

主要依据是指形成某一特定诊断所应具有的一组症状和体征及有关病史，是诊断成立的必要条件。

2. 次要依据

次要依据是指在形成诊断时，多数情况下会出现的症状、体征及病史，对诊断的形成起支持作用，是诊断成立的辅助条件。

例如，"体温过高"的主要依据是"体温高于正常范围"，次要依据是"皮肤发红、触之有热感、呼吸加快、心动过速"等。再如，"便秘"的主要依据是"粪便干硬，每周排便不到 3 次"，次要依据是"肠鸣音减少，自述肛门部有压力和胀满感，排便时极度费力并感到疼痛，可触到肠内嵌塞粪块，并感觉不能排空"。护士在做出某个护理诊断时，不是凭想当然，而是要参照诊断依据。

（四）相关因素或危险因素

相关因素是指使护理诊断成立和维持的原因或情境。现存的和健康的护理诊断有相关因素，潜在的护理诊断则为危险因素。危险因素是指增加个体、家庭、社区对某一护理问题易患性的因素，如生理、心理、遗传、化学因素及不健康的环境因素等。相关因素或危险因素可以来自以下五个方面。

1. 疾病方面

疾病方面指与病理、生理改变有关的因素。如"体温过高"的相关因素可能是炎症、脱水、排汗能力下降或不能排汗。

2. 治疗方面

治疗方面指与治疗措施有关的因素（用药、手术创伤等）。如化疗患者头发脱落，可能导致患者出现"自我形象紊乱"。

3. 心理方面

心理方面指与患者的心理状况有关的因素。如"营养失调：低于机体需要量"，可能是患者处于较严重的抑郁状态致使长期不能摄入、消化或吸收营养所造成的。

4. 情境方面

情境方面指涉及环境、有关人员、生活经历、生活习惯、角色等方面的因素。如"便秘"可能是由患者液体量摄入不足、饮食结构不合理或缺乏活动及日常生活规律有变化等造成的。

5. 发展方面

发展方面指在生长发育或成熟过程中与年龄有关的因素，包括认知、生理、心理、社会、情感的发展状况，比单纯年龄因素所包含的内容更广泛。如婴儿发生窒息常与婴儿床内放置的枕头、奶瓶等物品有关。

一般情况下，一个护理诊断的相关因素或危险因素往往不只来自一个方面，可以涉及多个方面。如"睡眠形态紊乱"的相关因素可能是由手术伤口疼痛、焦虑、连续 24 小时输液、住院后环境改变或环境嘈杂引起的，对于儿童还可能是因独自睡觉恐惧黑暗引起。总之，一个护理诊断可能有很多相关因素，明确诊断的相关因素或危险因素对有针对性地制订解决问题的措施是十分必要的。

三、护理诊断的陈述方式

护理诊断主要有以下三种陈述方式。

(一)三部分陈述

三部分陈述即 PES 公式,具有 P、E、S 三个部分,多用于现存的护理诊断。

P——问题(problem),即护理诊断的名称。

E——病因(etiology),即相关因素。

S——症状和体征(symptom and sign),即问题的具体表现,也包括实验室和仪器检查结果。

例如,营养失调——低于机体需要量(P):消瘦(E),与食物摄入不足有关(S)。

目前临床上趋向于将护理诊断三部分陈述简化为两部分,即 P+E 省略 S。

例如,皮肤完整性受损(P):与局部组织长期受压有关(E)。

(二)两部分陈述

两部分陈述即 PE 公式,只有护理诊断名称和相关因素,没有临床表现。两部分陈述多用于潜在的护理诊断,因症状和体征目前尚未发生,因此没有 S,只有 P、E。

例如,有皮肤完整性受损的危险(P):与肥胖且长期卧床不活动有关(E)。

(三)一部分陈述

只有 P,这种陈述方式用于健康的护理诊断。

例如,有增强精神健康的趋势(P)。

四、护理诊断与合作性问题及医疗诊断的区别

(一)合作性问题——潜在并发症

临床护理实践是一个不断变化的、复杂的过程,在临床工作中护士常遇到一些情况和面临一些问题,而这些情况和问题无法完全包含在 NANDA 认可的护理诊断中,但确实需要护理提供干预。因此,1983 年 Lynda Juall Carpenito-Moyet 提出了"合作性问题"这个概念。她把护士需要解决的问题分为两大类:一类是经护士直接采取措施就可以解决的,属于护理诊断;另一类是要与其他医务人员尤其是医生,共同合作解决的,这部分属于合作性问题。

合作性问题有其固定的陈述方式，即"潜在并发症：××××"。例如，"潜在并发症：电解质紊乱"。在书写合作性问题时，护士应注意不要漏掉"潜在并发症"，否则就无法与医疗诊断相区别。

需要注意的是，并非所有的并发症都是合作性问题，有些可以通过护理措施预防和处理的并发症则属于护理诊断，如皮肤因长期受压而导致的"有皮肤完整性受损的危险"可通过护理措施来预防或处理，即为护理诊断；对于术后患者的伤口出血，仅通过护理措施是无法预防的，这一问题属于合作性问题。关于合作性问题，护士的主要职责在于：①密切监测病情，发现有并发症的危险征兆或表现应立即向医生汇报；②准确、及时地执行医嘱，配合采取辅助的护理措施。

（二）护理诊断与合作性问题的区别

护理诊断与合作性问题的区别在于：对于前者护士需要做出一定处理以求达到预期的结果，是护士独立采取措施能够解决的问题；对于后者则需要医生、护士共同干预，处理的决定来自护理和医疗双方面。处理合作性问题的护理措施较为单一，重点在于监测（表 2-1）。

表 2-1　护理诊断与合作性问题的区别

项　目	护理诊断	合作性问题
职责范围	在护理职责范围内	
护理功能	独立性护理功能,是护士独立采取措施能够解决的问题	合作性护理功能,护士的工作重点主要为监测
举例	活动无耐力:与心排血量减少有关	潜在并发症:充血性心力衰竭

（三）护理诊断与医疗诊断的区别

明确护理诊断与医疗诊断的区别十分重要，因为这关系到如何确定各自的工作范畴和应负的法律责任。医疗诊断是医生使用的名词，用于确定一个具体疾病或病理状态，侧重点在于对患者的健康状态及疾病的本质做出判断，特别是要对疾病做出病因学诊断、病理解剖诊断和病理生理诊断。护理诊断是护士使用的名词，用于判断个体和人群对健康状态、健康问题的综合反应，这种反应可以是已经存在的，也可以是由于某些危险因素的存在使发生的可能性增加。每个患者的医疗诊断数目较少且在疾病发展过程中相对稳定，而护理诊断数目较多，并可随着患者病情发展的不同阶段和不同反应而随时发生变化。例如，"乳腺癌"是医疗诊断，医生关心的是乳腺癌患者的进一步诊断和治疗。而护士关心的是患者患乳腺癌后的反应，如患者可能出现"恐惧""知识缺乏""预感性悲哀""自我形象紊乱"等护理诊断。两者的主要区别如表 2-2 所示。

表 2-2　护理诊断与医疗诊断的区别

项　目	护理诊断	医疗诊断
临床判断对象	对个体、家庭、社会的健康问题或生命过程反应的一种临床判断	对个体病理、生理变化的一种临床判断
描述的内容	描述的是个体对健康问题的反应	描述的是一种疾病
职责范围	在护理职责范围内进行	在医疗职责范围内进行
适应范围	适用于个体、家庭、社会的健康问题	适用于个体的疾病
决策者	护士	医生
数目	往往有多个	较少
是否变化	随病程的变化而改变	一旦确诊则不会改变

五、书写护理诊断的注意事项

(一) 使用统一的护理诊断名称

书写护理诊断应使用 NANDA 认可的护理诊断名称，不要随意编造护理诊断，这样有利于护士之间的交流与探讨，有利于与国际接轨，有利于护理教学的规范。

(二) 护理诊断和健康问题一一对应

一个护理诊断只能针对一个健康问题，并且应规范化。而一个护理对象可有多个护理诊断，并随病情发展而变化。

(三) 贯彻整体护理观念

在考虑护理对象存在的健康问题时应全面，应包括生理、心理、社会等各方面。列出的护理诊断名称、诊断依据和相关因素或危险因素都应该体现整体护理的观念。

(四) 明确找出每一个护理诊断的相关因素

相关因素往往是造成问题的最直接原因，也是护理计划中制订护理措施的关键。对于相关因素的陈述，一般应使用"与……有关"的陈述方式，并应注意以下问题。

1. 有针对性，并且是护理能够处理的因素

相关因素应具体且有针对性，应该是护理能够处理的因素，以便于制订具体的护理措施。如"清理呼吸道无效：与体弱、咳嗽无力有关"就比"清理呼吸道

无效：与肺气肿伴感染有关"要更为确切、更具针对性。因为体弱、咳嗽无力可以通过护理措施改善其咳嗽、咳痰的有效性，而感染则需要医生进行抗感染治疗，因而不属于护理的职责范围。

2. 同一护理诊断可以有不同的相关因素

同一护理诊断可因相关因素不同而具有不同的护理措施。如"清理呼吸道无效：与术后切口疼痛有关"和"清理呼吸道无效：与痰液黏稠有关"这两个护理诊断虽然均为"清理呼吸道无效"的问题，但前者的护理措施是在如何保护切口、不加重疼痛的前提下咳出痰液，后者是如何使痰液稀释易于咳出。由此可见，只有相关因素正确，才能选择有效的护理措施。

3. 避免将相关因素与临床表现相混淆

在确定相关因素时，护士要避免将相关因素与临床表现相混淆。如"睡眠形态紊乱：与醒后不易入睡有关"与"皮肤完整性受损：与骶尾部溃疡有关"都是不正确的，因为"醒后不易入睡"是"睡眠形态紊乱"的表现形式，"骶尾部溃疡"是"皮肤完整性受损"的表现形式，而非相关因素。

（五）有关"知识缺乏"这一护理诊断的陈述

"知识缺乏"在陈述上有其特殊之处，是针对护理对象具体缺乏的知识进行陈述，应为"知识缺乏：缺乏……方面的知识"，而不使用"与……有关"的陈述方式。如"知识缺乏：缺乏母乳喂养的知识""知识缺乏：缺乏糖尿病的防护知识"。

（六）护理诊断用词应恰当

在书写护理诊断时，要避免使用易引起法律纠纷的词句，如"皮肤完整性受损：与护士未定时给患者翻身有关""有受伤的危险：与护士未加床档有关"。此外，制订护理诊断是为了帮助护理对象，而非批评护理对象，要避免价值判断，如"卫生不良：与患者懒惰有关""社交障碍：与患者缺乏道德有关"。

护理诊断对于临床护理、护理研究、护理教育及护理管理都非常重要和必要。然而，由于护理诊断尚处于发展阶段，目前 NANDA 所认可的护理诊断并不能覆盖所有的护理执业场所；个别诊断的名称、定义及相关因素或危险因素的陈述也不够清晰、准确，使得使用者无法完全了解其含义，故 NANDA 的护理诊断本身尚需进一步修订和完善。

此外，由于东西方文化的差异，目前 NANDA 的个别护理诊断并不完全适用于我国。如何尽快制订出更加完善且适合我国的护理诊断，是护理工作者的一项重要工作。

第四节　护理计划

制订护理计划是护理程序的第三步，是以护理诊断为依据，系统地拟定护理措施的过程。其目的是要确定护理对象的护理重点，明确预期目标，提供护理评价标准，设计护理措施的实施方案。一个全面的、具体的护理计划能充分体现出护理工作的组织性和科学性。

护士为护理对象做出护理诊断后，就需要根据护理诊断制订护理计划，以预防、减缓或消除健康问题。制订护理计划的过程包括：排列护理诊断的优先顺序、制订预期目标、制订护理措施和护理计划成文。

一、排列护理诊断的优先顺序

一般情况下，护理对象可以存在多个护理问题，即有多个护理诊断及合作性问题。在实际工作中需要确定解决问题的优先顺序，因而需要对这些护理诊断及合作性问题进行排序，然后根据问题的轻、重、缓、急，合理地安排护理工作，以便护士有条不紊地采取护理行动。

（一）护理诊断的优先顺序分类

在对护理诊断进行排序时，要考虑到护理诊断的紧迫性和重要性，把对护理对象生命和健康威胁最大的问题放在首位，其他的依次排列。一般根据对生命活动的影响程度将护理诊断分为首优问题、中优问题和次优问题三类。

1. 首优问题

首优问题是指直接威胁护理对象的生命、需要立即采取行动去解决的问题。如昏迷患者的"清理呼吸道无效"，休克患者的"体液不足""心排血量减少"，小儿因各种原因导致的"体温过高"等问题，如果不及时采取措施，将直接威胁护理对象的生命。危重患者在紧急状态下，常可能同时存在多个首优问题。

2. 中优问题

中优问题是指虽不直接威胁护理对象的生命，但也能导致其身体上的不健康或情绪上变化的问题，如"活动无耐力""有感染的危险""便秘""睡眠形态紊乱"等。

3. 次优问题

次优问题是指个人在应对发展和生活变化时所遇到的问题，与此次发病关系不大，不属于此次发病所反映的问题。这些问题并非不重要，而是指在安排护理工作时可以稍后考虑。如惊厥的患儿可能同时存在"营养失调：高于机体需要量"的护理问题，它与此次发病没有直接的联系，在急性期护士会把这个问题列为次优问题，待患儿病情稳定，进入恢复期后再进行处理。

（二）排列护理诊断时的注意事项

1. 按照需要层次理论进行排列

按照马斯洛的需要层次理论，生理需要未满足的问题首先解决，如与呼吸有关的"低效性呼吸形态""气体交换受损"，与食物有关的"营养失调：低于机体需要量"，与水有关的"体液不足""体液过多"，与排泄有关的"尿失禁""尿潴留"，与休息有关的"睡眠形态紊乱"，与避免疼痛的需求有关的"慢性疼痛"等。而在各种生理需要中，护士应把对护理对象生命构成危险的生理需要作为首优问题，如对氧气的需要优先于对水的需要，对水的需要优先于对食物的需要。

2. 注重护理对象的主观感受

在考虑基本需要层次的同时，也应考虑护理对象的需求，尊重护理对象的选择。因为护理对象对自己的需求，特别是较高层次的需求最清楚，也最具发言权，所以排序时在参照基本需要层次的同时，在与治疗、护理方案不冲突的情况下，应尽可能尊重患者的意见，使护患双方对护理诊断的排列顺序能达成共识。

3. 分析和判断护理诊断之间的关系

在决定诊断的先后顺序时，应分析护理诊断之间是否存在相互关系及相互关系的性质，以便先解决问题产生的原因，再解决问题的后果，即如果问题 A 是构成问题 B 的相关因素，则应先解决问题 A。如一位术前患者存在"焦虑：与即将接受手术有关"和"知识缺乏：缺乏预防术后并发症的知识"。也许护士认为缺乏有关知识易导致术后出现尿潴留、坠积性肺炎等并发症，故把"知识缺乏"放在首位，但实际上患者处于焦虑状态时，往往无法耐心听取护士针对知识缺乏而进行的健康教育，健康教育的效果也就可想而知了。在这两个诊断之间，可以认为焦虑是知识缺乏的相关因素之一，故此时护士应先采取措施降低患者的焦虑情绪，然后针对知识缺乏进行有关教育就较为可行了。

4. 护理诊断顺序的可变性

护理诊断的先后顺序并不是固定不变的，是随着疾病的进展、病情及患者反应的变化而发生变化的。因此，护士应该充分运用评判性思维的方法，创造性地进行工作。如急性心肌梗死患者会出现"活动无耐力"的护理诊断。在心肌梗死急性期，这个问题可能与"急性疼痛""心排血量减少""恐惧""潜在并发症：室颤"等严重威胁患者生命的问题相比，只能列入中优的护理诊断，但随着病情的好转，患者度过急性期后，如何恢复活动耐力、尽早活动以减少并发症就成为护理的重点了。此时，"活动无耐力"就由中优问题变成首优问题了。

5. "潜在的护理诊断"和"潜在并发症"排序

这两类问题虽然目前没有发生，但并不意味着不重要，有时它们常常被列为首优问题而需立即采取措施或密切监测。如接受化疗的白血病患者，白细胞被破坏至极低水平，出现"有感染的危险"；甲状腺术后，患者有"潜在并发症：出血"问题。尽管这些问题尚未出现，但一旦出现就可能危及生命，需要护士立即采取措施或密切监测，应列为首优问题。因此，护士应根据理论知识和临床经验对潜在的问题进行全面评估。

6. 科学地安排和解决护理问题

对于护理诊断的排序，并不意味着只有在前一个护理问题被完全解决之后，才能开始解决下一个护理问题。在临床实际工作中，护士可以同时解决几个问题，但其护理重点及主要精力还应放在需要优先解决的问题上。

二、制订预期目标

预期目标是护理计划中很重要的部分，每一个护理诊断都要有相应的目标。设置目标可以明确护理工作的方向，指导护士为达到目标中期望的结果去设计护理措施，并且可以把目标作为评价标准对护理效果进行评价。

（一）目标的含义

目标是护士期望护理对象在接受护理后在功能、认知、行为及情感（或感觉）方面的改变。举例如下。

1. 功能改变

如"活动无耐力：与长期卧床有关"；目标：1周后患者能下床行走 200m 而不出现心慌、气短、头晕等表现。"有感染的危险：与服用免疫抑制剂有关"；目标：住院期间患者不发生感染。

2. 认知改变

如"知识缺乏：缺乏预防胰腺炎复发的知识"；目标：2日内患者能够复述出引起胰腺炎再发的两个因素。"营养失调：高于机体需要量，与饮食结构不合理有关"；目标：2日内患者能够说出自己喜爱的食物中哪些是高脂饮食。

3. 行为改变

如"体液过多：与心功能不全导致体循环淤血有关"；目标：3日后患者能自觉摄入低盐饮食。"知识缺乏：缺乏护理人工肛门的知识和技能"；目标：7日后患者能够自己护理人工肛门。

4. 情感（或感觉）改变

如"焦虑：与心绞痛反复多次发作有关"；目标：4 日后患者主诉不安、担心的情绪减轻。"疼痛：与手术创伤有关"；目标：1 日后患者诉说疼痛减轻或感到疼痛持续的时间缩短。

每一个护理诊断可同时包括功能、认知、行为、情感（或感觉）方面的多个目标。如"便秘：与痔疮致排便疼痛有关"，目标可以为患者能够做到以下几点：①说出导致便秘的相关因素；②学会减轻排便时疼痛的方法；③自诉在排便时疼痛减轻；④每 1～2 天排便 1 次。

（二）目标的种类

1. 短期目标

短期目标又称"近期目标"，是指在相对较短的时间内（几小时或几天，通常少于 1 周）要达到的目标，适合于住院时间较短、病情变化较快的患者。如"3 天后，患者能在他人搀扶下行走 10m""24 小时后患者学会注射胰岛素"等。

2. 长期目标

长期目标又称"远期目标"，是指需要相对较长时间（数周、数月）才能实现的目标。它需要护士针对一个长期存在的问题采取连续的护理措施，常用于出院患者和患有慢性疾病住家庭病床或康复机构的患者。如接受化疗的白血病患者存在"有感染的危险"的护理诊断，其目标是"化疗期间患者不发生感染"。达到这个目标需要护士严格做好预防感染的工作，而且在整个化疗期间要持续做好这些工作才能保证目标实现，这个目标即为长期目标。

长期目标往往需要制订一系列短期目标才能实现。一系列短期目标的实现不仅可以使护士分清各阶段的工作任务，也可因短期目标的逐步实现而增强护理对象实现长期目标的信心。如"营养失调：高于机体需要量"的护理对象，长期目标是半年内体重下降 12kg，这一目标需要连续不断地完成"每月体重减轻 2kg"这样的短期目标来实现。另外，长期目标也可以包括一系列渐进性的短期目标。例如，长期目标是"7 天后患者能够自己护理人工肛门"；短期目标为"1 天内患者能够说出学会自己护理人工肛门的重要性；1 天后在护士为患者护理人工肛门时，患者不回避注视伤口；3 天后在护士为患者护理人工肛门时，患者能给予配合协助；5 天后患者在护士协助下完成人工肛门的护理；7 天后患者能够自己护理人工肛门"。

长期目标和短期目标在时间上没有明显的分界。所谓"长期""短期"是一个相对的概念。有些诊断可能只有短期目标或长期目标，有些则可能同时具有长期目标和短期目标。

（三）目标的陈述方式

目标的陈述包括主语、谓语、行为标准和状语（时间状语和条件状语）。

1. 主语

目标是期望护理对象能够发生的改变，因此目标的主语应是护理对象，包括患者、孕妇、产妇等。主语也可以是患者的生理功能或患者机体的一部分，如患者的脉搏、皮肤、体重等。虽然有时在目标陈述中会省略主语，但句子的逻辑主语一定是护理对象。

2. 谓语

谓语指护理对象将要完成的动作，也就是行为动词，指患者做什么、学什么，必须是可观察的行为，如说明、演示、走、喝、告诉、解释、陈述等。

3. 行为标准

行为标准即行动后所要达到的程度，这个标准可以是时间、速度、距离、数量等。

4. 状语

（1）条件状语：指主语完成某行动时所处的条件状况，用以说明行为改变的时间、地点、方式或范围，如在护士的帮助下、在学习之后、借助拐杖等。条件状语不一定在每个目标中都出现。

（2）时间状语：限定护理对象应在何时达到目标中陈述的结果，即何时对目标进行评价，如3天内、4小时、出院前等。其重要性在于限定了评价时间，可以督促护士有计划地帮助患者尽快达到目标。

下面以三个目标为例进行分析。

例1：住院期间　患者的皮肤　保持　　　　　　　完整、无破损
　　　时间状语　　主语　　　　谓语　　　　　　　行为标准
例2：出院前　　　患者　　　　学会　　　　　　　自我血糖监测
　　　时间状语　　主语　　　　谓语　　　　　　　行为标准
例3：1周后　　　患者　　　　在他人搀扶下　能行走　　　50m
　　　时间状语　　主语　　　　条件状语　　　谓语　　　　行为标准

（四）书写护理目标时的注意事项

1. 目标应以护理对象为中心

目标陈述的是护理对象的行为，应说明护理对象将要做什么、怎么做、什么

时候做、做到什么程度，而不是描述护士的行为或护士采取的护理措施。在陈述的开始避免用"使患者""让患者""允许患者"等语句，因为这种陈述方式是指希望护士实现什么，而不是患者做什么。如"出院前教患者用血糖仪测血糖"就应改为"出院前患者学会用血糖仪测血糖"。

2. 目标要有明确的针对性

一个目标只能针对一个护理诊断，即与护理诊断的问题或相关因素相对应，当目标达到后，护理对象的问题应得到解决或预防。

3. 一个预期目标中只能出现一个行为动词

如果一个预期目标中包含多个行为动词，则不便于工作结束时的评价。例如，"2 天内患者能实施有效咳嗽并每天饮水 1500mL"。假如 2 天内患者只做到了每天饮水 1500mL 而并未能实施有效咳嗽，则很难评价目标是否完成。针对类似情况，可以分别设置几个预期目标，以保证每个目标中只有一个行为动词。

4. 目标必须具有现实性、可行性

目标主体行为、行为条件、完成期限等的设定不仅要考虑临床的实际条件、护理的专业能力，还要考虑护理对象的身体和心理状况、智力水平、既往经历及经济条件等，要在护理对象能力可及的范围内。如让没有能力购买血糖仪的患者"出院前学会用血糖仪测血糖"是不可行的；再如"1 周后患者能借助拐杖步行上下五层楼"对于腿严重弯曲的老年人就不现实。

5. 目标必须是可测量、可评价的

行为标准应尽量具体，避免使用"增加""了解""正常"等含糊、不明确的词句，因为不同的护士对其理解可能不同，而且不方便护士进行观察、测量和评价。例如不应使用"心率正常""食欲增强""活动适量"等作为预期效果，应加上行为标准使之量化，因此应写成"2 天内患者心率维持在 70～90 次/分钟""3 天后患者每餐能吃完医院配制的标准膳食""术后 3 天患者能每天下床活动 3 次，每次半小时"。

6. 目标不应超出护理范围

目标应是护理范围内通过护理措施可以达到的。如护理问题是"体温过高：与肺部感染有关"，目标是"3 天内患者体温降至正常"，这并非通过护理措施所能达到的，它超出了护理的工作范围，故可以将目标改为"发热期间患者主诉舒适感增加"。

7. 目标应由护士和护理对象共同制订

应让护理对象参与目标的制订，这样可使护理对象认识到自己的健康不仅是医务人员的责任，也是自身的责任，使其主观上愿意积极配合护士，护患双方共

同努力以保证目标的实现。

8. 关于潜在并发症的目标

潜在并发症是合作性问题，仅仅通过护理措施往往无法阻止其发生。因此，护士的主要责任在于监测并发症的发生及发展。如"潜在并发症：出血"的目标应该是"护士及时发现出血的发生并配合抢救"。应注意这时目标不能是"住院期间患者不发生出血"，因为仅是护理措施是无法保证不发生"出血"这一并发症的。

三、制订护理措施

护理措施描述的是护士为帮助护理对象达到预定目标所需采取的具体方法。护理措施的制订是以护理诊断所陈述的相关因素为基础，结合评估所获得的护理对象的具体情况，运用专业知识和经验做出决策的过程。

（一）护理措施的类型

1. 独立的护理措施

独立的护理措施指不依赖医生的医嘱，护士能够独立提出和采取的措施。如患者长期卧床有导致"皮肤完整性受损的危险"，护士采取定时为患者翻身、按摩皮肤、在容易发生压疮的部位放置气圈垫等措施，以预防压疮的发生。独立的护理措施主要包括以下几点。

（1）帮助护理对象完成日常生活和协助自理活动，如协助洗漱、进食、如厕等自理活动。

（2）治疗性护理措施，如饮食营养护理、吸氧、吸痰，导尿管、T管等引流管道的护理。护士即使是在遵医嘱提供治疗性护理时，也应发挥独立功能。如遵医嘱静脉输入升压药时，护士不仅仅是按剂量输液，还需要观察护理对象用药后的效果、不良反应，定期测量血压，指导护理对象不要擅自调快滴速等。

（3）对护理对象病情和心理、社会反应进行监测和观察，为其提供心理支持。

（4）为护理对象及其家属提供健康教育和咨询。

（5）危险问题的预防，如保护护理对象的安全措施、预防感染的措施等。

（6）制订出院计划。

2. 合作性的护理措施

这类护理措施要求护士与其他医务人员相互合作。如患者出现"营养失调：高于机体需要量"的问题时，护士为帮助患者恢复理想体重，应与营养师或运动医学专家协商、讨论并听取他们的意见和建议，根据具体情况制订护理措施。

3. 依赖性的护理措施

依赖性的护理措施即执行医嘱的措施，给药、输液、诊断、治疗、膳食等均为医生开具处方或监管的范围。如"遵医嘱给药""记录24小时出入水量"等。

（二）制订护理措施时的注意事项

1. 护理措施应该有针对性

制订护理措施的目的是达到预定的目标，因此应针对目标制订。护理措施还应针对护理诊断的相关因素，否则即使护理措施没有错误，也无法促使目标实现。如肺炎患者有"清理呼吸道无效"的问题，目标是患者能顺利咳出痰液，但如果措施是如何教育患者预防肺炎就不合适了。

2. 护理措施应切实可行

制订护理措施时需考虑以下问题。

（1）护理对象的具体情况：整体护理强调要为护理对象制订个体化的护理方案，因此护理措施应符合护理对象的年龄、性别、健康状况、认知情况，以及护理对象自己对改变目前状况的愿望及要求等。如在为糖尿病患者进行糖尿病饮食控制的健康教育时，对于有阅读能力的患者，可以发给他们宣传材料自学，仅在其有疑难问题时加以解释；而对于阅读有困难的患者，则需采取面对面为患者讲述的方法。

（2）设施、设备情况：制订措施应考虑医院病房现有的条件、设施、设备等是否能实施护理措施。如计划让患者通过看录像来了解有关知识，则病房必须有放像机、音响设备、音像制品、放映室等。

（3）护士的构成情况：病房是否有足够的护士，以及护士的知识与技术水平能否胜任等在制订措施时也要考虑在内。如上面提到的糖尿病饮食健康教育，如果有足够数量的护士，则可以采取护士对患者进行单独宣教的方式，否则可以把病房中的糖尿病患者集中在一起进行宣教。

3. 护理措施不应与其他医务人员的措施相矛盾

制订护理措施时应参阅医嘱和有关病历记录，意见不同时应与医生或其他保健人员一起协商，达成共识。如果护理措施与医疗计划相互矛盾，则容易使患者不知所措，并产生不信任感。

4. 护理措施应具体、有指导性

只有护理措施具体、有指导性，才能使护士和护理对象均能准确、容易地执行措施。如对于"体液过多需摄入低盐饮食"的患者，如果只是"指导患者及家属每日摄盐2～3g，不要进食含钠多的食物"，无论是护士还是护理对象都不容易准确地执行，正确的护理措施应为"指导患者及家属每日摄盐 2～3g（相当于可乐瓶盖的一半），含钠多的食物除咸味食品外，还包括发面食品、罐头食品、熟食和含味精的食物等"。再如，监测生命体征，则应注明间隔多长时间测量和观察 1 次，不能只笼统地描述为"定时测量生命体征"。

5. 护理措施应有科学依据

每项护理措施都应有措施依据，措施依据来自自然科学、行为科学、人文科学的知识，禁止将没有科学依据的措施用于护理对象。护士应运用最新、最佳的科学依据，结合个人技能、临床经验及护理对象的实际情况，选择并制订恰当的护理措施。

6. 护理措施要保证患者的安全

在任何情况下，护士在为护理对象提供护理的过程中，应始终把护理对象的安全放在首要位置。例如，协助冠心病患者开始下地活动时应循序渐进，逐渐增加活动的时间和强度，避免过度活动造成患者不能耐受而发生危险。

7. 鼓励护理对象参与制订

在制订护理措施的过程中，允许护理对象或家属参与，使其乐于接受与配合护理活动，以保证护理措施达到最佳效果。

四、护理计划成文

护理计划成文是将护理诊断、预期目标、护理措施以一定的格式记录下来。完整的护理病历和护理计划是对护理对象的问题做出诊断和处理的记录，体现出护理对象病情发展情况，也是护士之间及护士与其他医务人员之间相互交流信息资料的工具。其作为正式文件，是病历中重要的一部分，有利于总结护理临床实践的经验和教训。

护理计划具体的书写格式，因不同医院有各自具体的条件和要求，不同的科室、病房有各自的特点，所以书写格式也是多种多样的。但无论采用何种成文格式，只要能够真实反映护理对象的情况和问题，方便护理工作就可采用。下面介绍两种护理计划的书写格式。

（一）个体化的护理计划

针对护理对象的具体情况，做出个体化的护理诊断、目标和措施。这种护理计划是护士根据患者的具体资料制订的个体化方案，针对性较好。缺点是需要花费较多时间书写，护理计划的书写过程大约需要占用护士 30％的工作时间。另外，这种方式在制订过程中护士需要不断运用所学的知识积极思考，对于专业知识不够丰富的护士来说不易掌握，因而被更多地用于护理教学。

（二）标准护理计划

为了缩短书写时间，减轻护士的工作负担，护理专家针对常见病和多发病的常见护理诊断，制订了相应的护理目标和护理措施，并用统一的形式书写，形成了标准护理计划（表 2-3）。在护理具体患者时，以此为标准，护士只要勾出与患者有关的护理诊断、预期目标和护理措施，注明日期并签名即可。

表 2-3 循环内科心力衰竭患者标准护理计划表

护理诊断	预期目标	护理措施
体液过多：与右心室充盈增加、静脉淤血有关	患者水肿部位皮肤完整、无感染	① 记 24 小时尿量或出入量，急性期需每小时记录 ② 教会患者计算和记录液体出入量，指导其每日液体入量＝前 1 天出量＋500mL ③ 指导患者每日摄盐 2～3g（相当于可乐瓶盖一半），进食低钠饮食（含钠多的食物除咸味食品外，还包括发面食品、罐头食品、熟食和含味精的食物等） ④ 遵医嘱给予利尿药，注意观察利尿治疗的不良反应，如乏力、低血钾、低血钠、肌痉挛、低血容量、直立性低血压、代谢性碱中毒，并指导患者遵医嘱补钾 ⑤ 肢体水肿者，抬高患肢促进静脉回流 ⑥ 避免刺激水肿部位皮肤，保持皮肤完整性的措施，如床单位清洁、干燥，避免患者搔抓皮肤，变换体位时避免推、拖、拉而擦破皮肤
活动无耐力：与心排血量下降，氧供需失调有关	患者活动时心率、血压正常，无不适感	① 评估和记录患者对所有活动的耐受水平，患者活动过程中有无心悸、气急、头晕、大汗及疼痛等出现 ② 制订合适的活动计划，包括活动量与范围 ③ 在患者活动耐力范围内，鼓励患者自理 ④ 日常用品置于患者容易取放的位置 ⑤ 指导患者正确掌握活动与休息的界限，以出现气急、头晕、胸痛或 P、R 较活动前加快 10% 作为停止活动的指征 ⑥ 提供并指导患者使用便于活动又保证安全的设施，如床档、扶手、拐杖等 ⑦ 活动耐力增强时及时鼓励
知识缺乏：缺乏预防心力衰竭的知识	① 患者、家属能复述心力衰竭常见诱因及其预防方法 ② 患者、家属能复述所用药物的用法、剂量、作用与副作用	① 评估患者和家属对预防心力衰竭相关知识的了解程度 ② 讲解预防心力衰竭的重要性 ③ 讲解引起心力衰竭的诱因 ④ 指导患者掌握心力衰竭的预防方法 a. 情绪控制方法；b. 注意休息与适当运动；c. 低盐饮食；d. 预防感冒 ⑤ 指导患者遵医嘱服药，讲解所用药物的剂量、用法、作用、不良反应与储存方法，说明擅自停药和加大或减少剂量的危害性，必要时提供详细的药物书面材料 ⑥ 指导患者和家属正确识别需要就诊的症状、体征

这种护理计划单克服了第一种的不足，不仅可减少护士的书写时间，减轻其工作负担，又能便利、快捷且较为全面地做出书面护理计划，有利于护士之间的

沟通，较适合临床实际。但是由于标准化护理计划并非针对某个具体护理对象而制订，易导致护士只顾按标准施护，而忽视患者的个性化护理。

在临床工作中，护士在做护理计划时最好不要急于照搬标准化护理计划，而应该以标准化护理计划为基本框架，根据患者的具体情况，经过评判性思维，做出全面的判断。对标准护理计划中未包括的内容，可在相应的位置上补充患者特殊的护理诊断、预期目标和护理措施，同时删除不适合患者的部分。这样既发挥了标准化护理计划的优点，又可以为护理对象提供个性化的护理。

第五节　护理实施

护理实施是护理程序的第四个步骤，是护士为达成预期结果而将计划中的内容付诸行动的过程，是落实护理计划的过程。护理实施可以解决护理问题，并可以验证护理措施是否切实可行。实施护理措施不仅要求护士具备丰富的专业知识，还要具备熟练的操作技能和良好的人际沟通能力，这样才能保证护理计划协调进行，保证护理对象得到高质量的护理。一般来讲，护理实施应发生于护理计划完成之后，包括实施前的准备、实施和实施后的记录三个部分。但在某些特殊情况下，如遇到急诊患者或病情突然变化的住院患者，护士只能先在头脑中迅速形成一个初步的护理计划，并立即采取紧急救护措施，事后再补上完整的护理计划。

一、实施前的准备

这一阶段要求护士思考与实施有关的几个问题，即解决问题的四个"W"＋一个"H"。

（一）做什么（what）

回顾制订好的护理计划，保证计划的内容是合适的、科学的和安全的，与护理对象目前情况相符合，必要时检查和修改护理计划。然后，组织所要实施的护理措施。

虽然护理计划中的措施对应着各自的护理诊断，但在实施时，由于护士每一次接触护理对象可能要同时解决几个问题而执行不同护理诊断所对应的多个措施，因此应将准备给护理对象实施的措施组织起来，从而提高工作效率。如护士早晨来到某患者床旁的护理工作内容和顺序分别对应于不同的护理诊断，可统一安排为：评估昨晚睡眠情况（睡眠形态紊乱）、协助患者翻身并查看受压部位皮肤（有皮肤完整性受损的危险）、给患者做雾化吸入（清理呼吸道无效）、记录患者 24 小时尿量（体液过多）。

（二）谁去做（who）

确定某些护理措施是由护工做还是由护士做，是一个护士做还是多个护士做。如护士要为处于昏迷状态、体形肥胖的患者更换体位时，就需要其他人员的帮助。当患者病情加重或需要特殊治疗、护理时，也需要其他人员的帮助。

（三）怎样做（how）

实施时将使用什么技术或技巧，如果需用到技术操作或仪器操作，则应将操作步骤回顾一下。若护士对某项知识或技能不熟悉，必须查阅资料或请教他人，以弥补自己该方面的不足。此外，实施过程中如果遇到比较棘手的问题，如患者情绪不佳、无法合作，或者实施中出现意外，需用到沟通技巧，还需要考虑在沟通中可能会出现哪些问题，如何应对。

（四）何时做（when）

选择执行护理措施的时机，护士应根据患者的情况、医疗上的需要等多方面因素选择执行护理措施的时机。如有关患者健康教育应选择在患者情绪稳定、身体状况良好且与其他医疗或护理措施无冲突时进行。当遇到患者身体不适或情绪欠佳，或正准备去做其他检查时进行健康教育则不太合适。有关患者饮食指导的教育，可安排在家属探视时进行效果更好。

（五）何地做（where）

确定实施护理措施的场所也是十分必要的，对于涉及护理对象隐私的操作或谈话，应注意选择较隐蔽且不被干扰的场所。

二、实施

此阶段是护士运用操作技术、沟通技巧、观察能力、合作能力和应变能力去执行护理措施的过程。护理学是一门实践性应用学科。护士在实施护理措施的过程中不仅能使护理问题得到解决，同时也能使护士自身的能力得到不断提高，积累实践经验，并有利于护士和患者之间建立良好的护患关系。执行护理措施的同时，护士也需对患者的情况进行评估，并对护理措施的实施效果进行评价，为进一步修订护理计划提供资料。实施的内容主要包括以下几点。

（1）将所计划的护理活动加以组织落实。

（2）执行医嘱，保持医疗和护理的有机结合。

（3）解答患者及家属咨询的问题。

（4）及时评价实施的质量、效果，观察病情，处理突发急症。

（5）继续收集资料，及时、准确地完成护理记录，不断补充和修正护理计划。

（6）与其他医务人员保持良好的关系，做好交班工作。

三、实施后的记录

（一）记录的意义

护士对其所执行的护理措施及执行过程中观察到的问题进行记录是一项很重要的工作，其意义在于以下几点。

（1）可以描述护理对象接受护理照顾期间的全部经过。

（2）有利于其他医务人员了解该护理对象的情况。

（3）可作为护理质量评价的内容之一。

（4）可以为以后的护理工作提供资料和经验。

（5）可作为护士辛勤工作的证明。

（二）记录的要求

（1）护理记录要及时、准确、可靠地反映护理对象的健康问题及其进展状况。

（2）描述要简明扼要、突出重点，体现动态性和连续性。

（3）记录要客观具体，避免使用含糊、不明确的词句，以免引起歧义。

（三）记录的方式

文字描述、填表或在相应项目上打"√"的方式。目前各地没有统一规定，比较常用的是采用 PIO 的方式记录护理活动。

（1）P（problem，问题）：P 是指护理诊断/合作性问题。应注意记录提出问题的日期和时间。

（2）I（intervention，措施）：I 是针对护理对象出现的问题所进行的护理活动，记录中应遵循"做了什么就记什么"的原则。

（3）O（outcome，结果）：O 是对问题处理后按预期结果或病情观察规律进行评价反馈后的记录，并标明记录日期和时间。

四、实施过程中的注意事项

（一）贯彻"整体"观念

护理活动的核心是整体的人。在实施护理措施时应尽可能满足患者的需要，全面考虑患者各个方面的情况，如信仰、价值观、年龄、健康状况和环境等。如进行饮食营养方面的指导和护理时，了解患者的习惯、信仰情况十分必要，否则可能会造成不良影响。

（二）注重科学性

护理活动的实施应以科学知识和护理科研为基础，在制订和实施每一项护理措施的过程中，必须以科学知识为依据。如患者习惯饭后服药，然而患者所服用的药物饭后吸收不佳，这时护士需向患者解释清楚原因，使其改变习惯。

（三）注重安全性护理措施

必须保证安全，预防并发症的发生。如为患者做口腔护理时，动作要轻柔，以免粗暴的动作损伤患者的口腔黏膜。

（四）注重灵活性

护士在实施计划时，不能只机械地完成护理计划，应合理组织护理活动，而且要把病情观察和收集资料贯穿在实施过程中，根据病情灵活实施计划。

（五）不盲目执行医嘱

护士在执行医嘱时，应明确其意义，对有疑问的医嘱应该在澄清后执行。若医嘱有明显错误可拒绝执行。

（六）鼓励护理对象参与

在实施过程中应注意与护理对象的沟通，鼓励其积极地、主动地参与护理活动，并适时给予教育、支持和安慰。因为护理对象对护理活动的理解和合作有助于提高护理效率。

第六节　护理评价

护理评价是将护理对象的健康状态与护理计划中的预期目标进行比较，并对执行护理程序的效果、质量做出评定的过程。虽然它是护理程序的最后一步，但这并不意味着护理程序的结束，通过评价可以发现新问题，做出新的诊断和计划，或对以往的方案进行修改，而使护理程序循环往复地进行下去。

一、评价的方式与内容

（一）评价方式

护理评价包括以下三种方式：①护士自我评价；②护士长的检查评价；③护理查房。

（二）评价内容

1. 护理过程的评价

检查护士的护理活动过程是否符合护理程序的要求，如各种护理操作的过程、与护理对象的沟通情况、健康教育的组织开展过程等。

2. 护理效果的评价

为评价中最重要的部分。核心内容是评价护理对象的行为和身心健康状况的改善是否达到预期目标。

二、评价的步骤

（一）收集资料

为评价预期目标是否达到，护士需要收集有关护理对象目前健康状态的资料，资料涉及的内容与评估所包含的内容一致。资料既有主观的资料，又有客观的资料，收集时要注意两者的统一性，并注意护理对象对护理活动的反应。

（二）对比标准，评价目标是否实现

在护理计划中已详细阐明了护理对象的预期目标，这些预期目标就是判断护理活动是否有效的标准。用目标陈述中所规定的期限，将护理对象目前的健康状况与目标中预期的状况进行比较，衡量目标实现与否。目标是否实现或实现的程度可分为三种情况：①目标完全实现；②目标部分实现；③目标未实现。

如预期目标为"患者1周后能下床行走50m"，1周后的评价结果可能为以下三种。

患者1周后能下床行走50m，无不适感——目标完全实现。

患者1周后能下床行走20m，因体力不支未能坚持——目标部分实现。

患者1周后刚下床即感心慌，无法行走——目标未实现。

再如，预定目标为"患者在住院期间不发生感染"，其结果有两种可能。

患者直至出院未发生感染——目标实现。

患者住院期间发生了感染——目标未实现。

（三）分析原因

如果目标部分实现或未实现，应该探寻导致的原因，护士可从以下五个方面分析。

1. 所收集的资料是否准确、全面

评估是护理程序的第一步，其准确性势必影响其他步骤的进行。评估偏差的原因可能是护士对护理对象的主观资料没有认真核实，也可能是护士收集的客观资料有问题。如评估患者的睡眠情况时，护士只了解到患者的睡眠时间是每晚4～5小时，便认为患者有"睡眠形态紊乱"。实际情况是每天4～5小时的睡眠对这位患者来说已经足够，并不影响第二天的精神状态，护士因资料收集不全面而导致护理诊断不正确，所制订的目标"每晚能连续睡眠7～8小时"也就难以实现了。

2. 分析护理诊断是否正确

如果护理诊断不正确，护理措施自然就不能解决患者目前的问题。导致护理诊断不正确的原因包括：①资料收集不够准确，出现偏差；②护士没有严格按照诊断依据判断患者是否存在问题；③寻找的相关因素不正确；④"潜在的护理诊断"和"潜在并发症"相混淆。

3. 制订目标是否正确

目标不科学、不切合实际，超出了护理专业范围，或者超出了护理对象的能力和条件，从而导致无法实现目标。例如，股骨骨折患者在石膏固定之后护士制订的护理目标是"患者1周后能拄拐行走"。这一目标是患者根本无法达到的，所以是错误的。正确的护理目标应改为"患者在出院时可以拄拐行走"。

4. 分析护理措施的设计是否恰当

如对"清理呼吸道无效：与痰液黏稠有关"这一护理诊断，目标是"痰液顺利咳出"，但如果措施中没有"雾化吸入"这一重要措施，则目标很难达到。

5. 执行是否有效

如果计划得很全面，措施也一一对应问题的相关因素，但是如果未被有效地执行，也只能是纸上谈兵。原因是多方面的，比如可能由于护理对象主观上对计划的拒绝，或客观因素使患者无法配合，或病情出现了变化，或不具备实施计划所需的客观条件。

（四）重审护理计划

评价的目的就是及时发现问题，不断对护理计划进行修订。对护理计划的调

整包括以下四种方式。

1. 停止

目标全部实现的护理诊断，也就是护理对象的问题已解决，这时应停止该诊断，同时停止其相应的措施。

2. 修订

针对目标部分实现和未实现的护理诊断，应重新收集资料，分析造成效果不佳的原因，找出症结所在，然后对护理诊断、目标、措施中不恰当的地方加以修改。

3. 删除

针对不存在或判断错误的护理诊断，经评估收集资料，若分析或实践验证不存在，则应予以删除。

4. 增加

评价本身也是一个再评估过程，所得到的资料若表明护理对象出现了新的护理问题或以前未发现的护理诊断，应将这一诊断及时加入护理计划中。

三、评价与护理程序中其他步骤的关系

护理程序的五个步骤间相互联系、相互依赖、相互影响，是一个循环往复的过程，每个步骤的顺利实施都有赖于上一步骤的正确进行。其中，评价是一个十分重要的部分，它相当于开放系统中的反馈。评价虽是护理程序的最后一步，但并不意味着到最后才能评价，事实上从收集资料开始就需要进行评价，因此评价贯穿于护理程序的各个步骤。在评估阶段，护士要评价昨天与今天的资料有无改变，不同途径收集的资料之间有无矛盾。在诊断阶段，护士要评价自己所做出的诊断是否有足够的支持资料。在计划阶段，护士要评价所收集的资料是否足以支持目标的确定，护理措施是否具有科学依据和足够的支持资料。在实施阶段，护士仍需评价护理对象，以确定计划是否适合护理对象的需要。无论在哪一阶段，只要发现有新情况产生，则随后各步骤皆需要重新评价和修改。这样新一轮的护理程序又开始了。

随着医学模式的转变，护理工作的内容和范畴都在不断扩展，护士在卫生保健领域的责任越来越大，护士的角色范围也在不断扩展。护理程序作为一种科学的工作方法和指导框架，无论对个人、家庭、社区护理，还是对护理临床实践、护理管理、护理教育、护理科研等各方面都起到了积极的作用。这就要求护士必须学习和应用护理程序这一系统而科学的工作方法，全方位地关照人类的健康，为护理对象提供更系统、更全面、个体化、高质量的健康照顾与服务。

第三章

临床心理护理实施

随着医学模式的转变，以疾病为中心的功能护理正转向以人的健康为中心的整体护理模式。心理护理作为现代护理模式的重要组成部分，贯穿于临床护理的全过程，涉及护理实践的各个环节。

第一节　心理护理概述

心理护理的基本理论是指导临床心理护理工作的重要依据，弄清心理护理的一系列基本理论问题，掌握心理护理流程与实施步骤的基本要领，才能有效地做好临床心理护理工作，顺利实现现代护理模式的总体目标。

一、心理护理的概念

心理护理有广义和狭义之分。广义的心理护理是指在护理全过程中，护理人员通过各种方式和途径，积极影响患者的心理活动，帮助患者在自身条件下获得最适宜的身心状态。狭义的心理护理是指护理人员主动运用心理学的理论和方法，按照程序，运用技巧，调整患者的身心状态，以达到护理目标的过程。

心理护理的特点就是对患者的身心健康实施有计划、有目标、有效价的整体护理，其实质就是从整体观点出发，掌握人的心理状况、情绪变化、性格特征及社会背景等方面因素在治疗和护理中的影响。

心理护理不同于躯体护理。由于人具有生物和社会的双重性，疾病的发生、发展既受生物的影响，又与心理、社会因素密切关联。因此，对患者除了进行必要的躯体护理外，还应做到细致的心理护理。心理护理与躯体护理的目的都是促进康复和增进健康。心理护理强调心理学的理论和方法与护理实践紧密结合，并使之成为心身康复的增强剂。实践证明，心理护理只有与躯体护理紧密结合，才能在护理的全过程中增进服务对象的身心健康。例如腹壁结肠造口的护理，要求护理人员教会患者自行处置腹壁肠造口的操作技巧（躯体护理），并对患者关心、体贴（心理护理）。

"心理护理"与"心理治疗"是两个既有联系亦有区别的概念。两者虽有共同的实施对象，但侧重点不同。心理治疗侧重神经症、人格障碍等精神异常患者的诊治研究，主张运用心理学的理论和技术协同精神医学专业治疗精神障碍的患者；心理护理则更侧重精神健康人群的心理保健，强调对心身疾病、躯体疾病而无明显精神疾患的患者及健康人群提供心理健康的指导或干预。实施心理护理，不宜模仿或照搬心理治疗技术，须有自成体系的先进科学理论和规范操作模式。心理护理理论作为护理心理学理论体系的重要组成，是护理工作者不可或缺的知识结构。心理护理必须紧扣护理过程的每个环节，借鉴"他山之石"，逐步发展成为具专业特色的系统理论和运用技术。

心理护理在整体护理中占据核心地位，贯穿于临床护理的全过程。心理护理与其他护理方法有机结合，充分发挥着促进人们身心健康的独特功能。随着医学模式的转变，心理护理越来越受到重视。大量的临床实践证明，心理护理能较好地解决患者出现的各种负性情绪及心理问题。

二、心理护理的目标

人在患病后，病痛困扰及社会角色的转变、住院后环境的改变，均会使患者产生特有的心理需求和反应。这就需要护理人员在与患者交往的过程中，通过良好的言语、表情、态度和行为，影响患者的感受和认识，改变其心理状态和行为。

（一）满足患者的需要

心理护理的基本任务在于，察知患者与疾病有关的需要内容和程度，以及需要不满足与疾病发生发展的内在联系，以协助患者获得这些需要或正确对待失望和困难。从某种角度来看，康复的过程就是有关需要得到满足的过程。如果患者的需要得不到满足，就会有行为异常的表现，如焦虑、疼痛、感觉剥夺、无能为力、丧失、绝望、敌意、愤怒、孤独、躯体形象改变，以及对环境适应不良等。因此，满足患者的需要便成为心理护理的一个重要内容。

（二）协助患者的角色适应

患者的角色行为存在适应问题，在很大程度上会影响疾病的预后和转归。发病初期，护士应促使患者适应患者角色；在疾病的发展过程中，有的患者病情不见好转甚至恶化，更严重的是患者得知身患绝症后会产生恐惧、焦虑和绝望心理，甚至产生轻生念头，均会导致角色行为异常的发生；有的患者角色行为缺如或减退，病情稍好转即过早活动，致使病情加重；在治疗后期，护士还要帮助患者做好患者角色向社会角色的转化。

（三）调节患者的情绪

让患者学会调节情绪的方法，包括积极情绪的培养和消极情绪的控制，从而达到以下目的。

1. 培养积极情绪

（1）创造能表达情绪的环境，如听音乐、与挚友畅谈等。

（2）发展积极的自我感觉，从生活中去体验积极的感受，如幸福感、愉悦感、对生活充满热情和渴望等。

（3）学会解决问题的有效方法，并因此感受快乐。

2. 控制消极情绪

（1）改变对疾病的不合理认知，让患者了解有关疾病的科学知识，增强战胜疾病的信心。

（2）学会面对病情不焦虑、不回避，积极应对，合理解决。

（3）遇到困难时，学会寻求医务人员或家人、朋友的支持和帮助。

（4）疏泄不满情绪，有助于情绪的稳定和解除敌意。

（四）处理患者的身心反应

对患者来说，疾病本身就是一种应激事件，会带来诸多心身反应，如疼痛、失眠等。处理疼痛除了使用止痛药和镇静药外，最有效的办法是用心理暗示和采用抚摸、与患者交谈、欣赏音乐、看电视等转移注意力的方法止痛。疾病带来的功能或解剖结构的丧失导致身体的变化，心理护理的目标即为协助患者接受身体的改变，鼓励其参与治疗，学会自己照顾自己，并争取社会支持和亲属的配合。

（五）增强患者的适应和应对能力

适应、应对行为分两类：一是增加对机体危害的行为，心理护理要对这些有害健康的行为进行干预；二是降低对机体危害的行为，采取自我保护的行为来对付困境，如预先了解所要发生的问题的性质而主动寻求帮助等。心理护理要帮助患者建立适宜的适应、应对行为模式，以使机体有利于向康复的方向转化。

三、心理护理的原则与主要实施形式

(一) 心理护理的原则

1. 交往性原则

心理护理是在一系列护患人际交往的过程中实施的。通过交流，一方面，护理人员为患者提供心理支持，有利于减轻患者焦虑、恐惧等心理反应，消除孤寂感，提高心理适应能力；另一方面，可以帮助患者协调好诊疗活动中的各种人际关系，努力营造充满关爱与鼓励、宽松而融洽的治疗环境。

2. 针对性原则

心理护理无统一模式。护理人员应根据患者在疾病不同阶段所出现的不同心理状态，结合其个性特征，有针对性地采取各种措施。为此，护理人员要在交往中善于观察，多与患者交谈，启发患者自述，必要时还可以使用心理测量方法，及时掌握患者的病情和心理状态。

3. 启迪性原则

心理护理不是一种替代过程，而是协助和促进患者提高对疾病的认识，自觉转化行为并积极建立和发挥自我护理能力的过程。因此，要求护理人员：一是通过启迪调动患者的主观能动性；二是帮助患者树立正确的健康观，消除患者对疾病的错误认识、错误观念，促使其在治疗过程中变被动为主动。

4. 动态性原则

心理护理应遵循疾病发生、发展和转归的规律，把握好疾病各阶段患者出现的心理反应，及时调整心理护理的方案与措施，灵活有效地运用心理学的知识与技能。

5. 自我护理的原则

美国护理学家 Dorothea E. Orem 认为，护理是预防和治疗人的自理缺陷的学科，护理的最终目的是使人达到最大限度的自理。自理原则主要体现在两个方面：一是通过心理护理消除患者的心理依赖感，使患者达到最大限度的心理自理；二是自理是心理健康的标志之一，鼓励患者在生活各个方面的自理，将可促其心理健康程度的提高。

(二) 心理护理的主要实施形式

1. 个性化心理护理与共性化心理护理

个性化心理护理是指目标明确，针对患者的特征，解决个性化的心理问题。

要求护理人员准确了解患者在疾病过程中表现的不良心理状态，采取因人而异的有效对策，如针对心肌梗死患者极度恐惧的心理问题，必须通过个性化心理护理，迅速解除患者的严重心理负荷。共性化心理护理则是目标不太明确，针对性不强，主要用来解决患者的共性心理问题的心理护理，如手术患者的心理护理、住院患者的心理护理、精神疾病患者的心理护理等。共性化心理护理要求护理人员善于归纳和掌握同类患者心理问题的共性规律，对其潜在的心理问题做预防性干预，以免严重心理失常的发生。

2. 有意识心理护理与无意识心理护理

有意识心理护理是指护理人员自觉地运用心理学的理论和技术，通过设计的语言和行为，如有益的暗示、确切的保证、合理的解释等，实现对患者的心理支持、心理调控或心理健康教育目标。如根据患者的需要，运用心理学原理设计规范化指导语，可收到良好的效果。它要求实施者必须具备心理护理的主动意识和接受过专业化培训。无意识心理护理是指在护理程序的每一个环节中，随时可能影响患者的一切操作和言谈举止，包括建立良好的护患关系等，无论护理人员本身是否已意识到，都可能发挥心理护理的积极效果，因此，要求护理人员要注意随时调控自己的言谈举止，使之成为患者身心康复的强化剂。

四、心理护理的基本要素

所谓心理护理的基本要素，是指对心理护理的科学性、有效性具有决定性影响的关键因素，即心理护理的主体（护理人员）、心理护理的客体（患者）、心理护理过程中问题解决的方法体系（心理学理论及技术）和心理护理的具体目标（心理问题）。许多因素都会对心理护理的实施效果产生影响，如患者亲属、医生及其他工作人员等，但上述四个基本要素则是启动心理护理运转系统的四个前提条件，它们相互依存，彼此相扣，构成环状的运转系统。

（一）护理人员积极的职业心态是心理护理氛围优化的关键

护理人员积极的职业心态，指护理人员在职业角色扮演中，能始终如一地保持较稳定、健康的身心状态，能较主动、富于同情地关心患者病痛，能注重凡事多替患者着想，擅长把心理护理的效应渗透到护理过程的各个环节。积极的职业心态可具体地体现在：护理人员的职业微笑，护理人员对患者病痛的真诚关切，甚至为了患者护理人员能够忍辱负重等方面。积极的职业心态被视为"最本质、最基础的心理护理"要素，其作用如下。

1. 变"要我做"为"我要做"

无论多么先进的护理模式，都要通过护理人员的主观努力去实现。在实施心理护理的过程中，护理人员的职业心态越积极，越能充分调动其巨大的内在潜能，工作就越具有主动性和创造力，工作的水准和质量就越高，护理效果就越好。心理护理的实施及效果在很大程度上受制于护理人员的职业心态。积极的职业心态，可以变"要我做"为"我要做"，其护理效果必定截然不同。因此，积极的职业心态可谓要素中的要素、要素之本、要素之源。

2. 营造和优化患者身心适宜状态的氛围

积极的职业心态还对形成良好护理氛围具有决定性影响。这种特定的人际氛围是直接影响患者身心康复的重要的社会环境因素。而患者身心适宜状态氛围的营造和优化，又取决于护理人员积极、稳定的职业心态。因此，只有具备积极职业心态的护理人员，才会自觉地要求自身言谈举止有益于患者身心状态，才会焕发强烈吸引患者与之交往的人际魅力，从而赢得患者的尊重和信赖。

3. 不断提升护理人员的自身素质和能力

积极的职业心态还将促使护理人员努力掌握心理护理的新知识，深入研究患者的心理问题，主动探索心理护理对策，不断提升护理人员的自身素质和能力，持之以恒地为患者提供心理支持。

（二）心理学理论和技术是心理护理科学实施的指南

临床心理护理的实施是否具有科学性，很大程度上取决于护理人员能否较好地掌握临床心理护理的新理论和新技术。一般的说教或开导、经验之谈的劝慰或保证，均无法替代专业理论知识和应用技能对心理护理实践的科学指导。只有较系统地掌握心理护理的专业知识和操作技能，才能较准确地把握患者心理反应的一般规律，才能较深入地分析具有较大个体差异的患者心理失衡的个体原因，才能较科学地评估患者心理问题的主要性质、反应强度及其危害程度，才能较恰当地选择有的放矢的心理护理对策，才能将多年积累的宝贵的临床经验上升到理论高度继而指导实践，尽可能充分地展现心理护理的最大价值，实施心理护理的基本目标才能顺利实现。

（三）患者心理问题的准确评估是心理护理对策优选的前提

患者心理问题是指患者的心理状况不佳，轻者有心理偏差，重者有心理失衡或危机。我们常提到的"焦虑、忧郁、恐惧、愤怒"等负性情绪反应，也只是患者心理问题的表征，而不是患者心理问题的全部，为存在心理问题的患者所共有，如同"发热、腹痛、恶心、呕吐"等为各科疾病所共有一样，虽不是心理诊断，却是心理诊断的重要依据。如焦虑有其性质和程度的差异，适度的焦虑，是患者应对应激事件或环境，重建机体内环境平衡，保持身心适宜状态的重要反应，并不构成心理问题，也无须采取任何干预对策；若患者过度焦虑，则需进一步了解其焦虑的性质和严重程度，导致其焦虑的主要原因是什么，深入分析患者的疾病认知、人格特征、社会支持程度等，以便选择适宜的干预对策。护理人员清晰、准确地描述患者心理问题，有助于对患者的不良情绪状态实施调控。

（四）患者的密切合作是心理护理有效实施的基础

心理护理的实施能否获得明显疗效，很大程度上取决于患者能否主动积极地配合。如果患者对护理人员建立了信任，那么他对心理护理的合作性就会加强，心理护理的实施效果才会好。若护理人员得不到患者的信任与合作，即使护理人员对患者心理问题有较准确的评估和较高明的对策，最终也只是"孤掌难鸣""纸上谈兵"，难以真正获得实效。能否取得患者的密切合作，主动权掌握在护理人员手里。护理人员除需以职业角色的影响力赢得患者信任外，还应注重了解患者的个性特征，尽可能采用其较易接受的实施方式，选择较适当的场合，采用较适宜的方式为患者实施心理干预。

五、心理护理的实施程序

心理护理程序是以护理程序为基础，针对患者现存的或潜在的心理健康问题、心理需要及心理状态，应用护理心理学的理论和方法，进行有计划的、系统的心理护理，使其达到最适宜身心状态的动态过程。心理护理的程序由建立良好的护患关系、心理社会评估、提出心理护理诊断、制订心理护理计划、实施心理护理计划、心理护理效果评价、确定新的方案等七个步骤组成。

（一）建立良好的护患关系

把"建立良好的护患关系"置于心理护理基本程序的首位，是要求护士在实施心理护理的过程中，始终把建立良好的护患关系放在头等重要位置，并贯穿心理护理过程的始终。此环节主要注意两个方面。

1. 遵循伦理学三原则

护士奉行心理护理的伦理学三原则，切实做到临床心理评估与干预过程中"无损于患者身心健康，不违背患者主观意愿，不泄露患者个人隐私"等，才能赢得患者的信任，换取患者的友好合作。

2. 有效的沟通技巧

护士运用语词沟通和非语词沟通等人际交往技巧，主动与患者建立融洽的关系。在语词沟通方面，护士应注重语言修养，如文明性用语、安慰性用语、治疗性用语、规范性用语；在非语词沟通方面，护士应善用面部表情、目光接触、健美姿态、恰当手势、人际距离、触摸等技巧，促成患者的适宜身心状态。

（二）心理社会评估

心理社会评估是贯穿整个心理护理过程最基础、最关键的一步。护理人员通过访谈、观察和心理测试等方法，有目的、有计划、全面系统地收集资料，将患者的个性特征、心理需要、现存的或潜在的心理社会问题等，和异常生理信息有机地结合起来，为下一步护理活动提供可靠依据。心理社会评估的内容主要包括以下几个方面。

（1）一般社会情况，如年龄、性别、体重，婚姻及家庭状况，生活习惯及有无特殊嗜好，营养与代谢，排泄功能，活动与锻炼。

（2）入院前一年中应激水平的评估，主要包括家庭和工作两方面，有利于寻找疾病的触发因素。

（3）应对能力评估，了解患者在面对重大问题时通常采用何种解决方式（如忽略、退缩、吵闹、喝酒、焦虑等），效果如何。

（4）自主神经功能评估，了解患者是否有睡眠、食欲、精力、体力、性功能等身体功能的改变。

（5）对健康问题和医院环境的感知，如对自身健康问题的感受如何，能否正确认识自己的疾病，是否对住院、诊断、治疗护理等有不切实际的期望，是否有角色适应问题等。

（6）精神状态是否正常的评估，包括定向力、意识水平、注意力、感知能力、思维与记忆、语言和非语言的交流、判断能力、情绪状态、仪表和举止行为等。

（7）人格类型及自我认知，包括患者属于什么类型的人格，是否有人格障碍，患病对其人格、自尊、自我概念、自我控制力等方面是否造成影响。

（8）患病后主要的心理社会问题，如是否存在焦虑、恐惧、否认、绝望、愤怒、无助等情绪问题，是否发生信任改变，有无自尊、自我概念、自我形象方面的变化，是否有归属和爱及应对无效等方面的问题。

心理社会评估是制订心理护理诊断及心理护理计划的重要依据。评估的好与坏，直接关系到心理护理的成败。因此，在信息采集过程中需要注意：①护理人员必须具有良好的沟通技巧，注意观察，认真倾听，善于引导，适时鼓励，并以和蔼、诚恳的态度，同情、关怀的心情，心平气和地进行交谈。②通过交谈建立良好的护患关系以取得患者的信任。③保护患者的隐私，尊重其人格、自尊、主观意愿和个人习惯等。④必须以科学的、系统的和量化的方式收集资料，获取的资料必须客观、全面、准确，尽量从患者那里获取第一手资料。

（三）提出心理护理诊断

心理护理诊断是对一个人生命过程中心理、社会、精神、文化等方面的健康问题反应的陈述，这些问题是属于心理护理职责之内的，是能用心理护理方法加以解决的，如社交障碍、社交孤立、父母不称职、自我形象紊乱、定向力障碍、焦虑、抑郁、恐惧、疼痛等。提出心理护理诊断是心理护理程序中专业性最强、最具有护理特色的一步。

1. 心理护理诊断的步骤

（1）确定患者主要心理反应的性质，如以焦虑为主，还是以恐惧或忧郁为主；同时确定其心理问题是现存的，还是潜在的。

（2）确定患者主要心理反应的强度，如患者的焦虑是轻度、中度还是重度。

（3）确定导致患者心理反应的主要原因，如疾病认知、社会支持、人格特征或环境影响等。

（4）形成恰当的心理护理诊断。在选择心理护理诊断时，必须真正理解每条诊断的含义，有哪些支持诊断的依据。

（5）确定诊断的排序。

2. 心理护理诊断的排序和描述

一个患者可能同时存在几种不同的心理问题或心理障碍，护理人员首先列出患者的所有心理问题，根据功能范围提出心理护理诊断，按照心理问题的轻重缓急，以一定的次序排列，优先解决最紧急的心理问题，然后逐项解决其他心理问题。心理护理诊断的结构一般包括三部分（PES公式），即健康问题（P）、产生问题的原因（E）、症状和体征（S）。在书写心理护理诊断时，用PES公式将心理问题、原因、症状反映出来。如睡眠紊乱，与学习压力有关，表现为入睡困难、惊醒、多梦。心理护理诊断应采用现象学的方法加以描述，要做到确切、规范、具体，其内容应从生理性、心理性、社会性多角度考虑。一项护理诊断只针对一个护理问题。

（四）制订心理护理计划

心理护理计划是针对心理护理诊断制订解决问题的具体方案和相应的心理护理措施，要求措施依据正确、切实可行，并能体现个体化护理原则，是护理人员运用专业知识来解决患者心理问题的关键步骤。心理护理计划包括制订切实可行的心理护理目标，选择达到目标的最佳护理措施及评价这些目标是否达到的方法。

1. 明确心理护理的目标

心理护理目标是针对患者的护理诊断，以期通过心理护理使患者的心理状况得到改变所能达到的最佳状态。心理护理目标同时也是检验心理护理效果有效性的标准。目标确定的根据是心理护理诊断。目标可以是长期的（一般是6个月以上），也可以是中期的（一般是3～6个月），还可以是短期的（3个月以内，一般是数小时或数天）。如疼痛的心理护理，其短期计划就是缓解患者因疾病等引起的疼痛，如采用止痛药物或安慰剂等，每天在什么时候进行，如何进行（采用音乐、暗示等方法），如何实施。长期目标就是指导患者识别疼痛，并能正确判断疼痛程度、性质，以及如何采用学会的方法来有效缓解疼痛，进行自我护理。

心理护理目标的书写要求：①目标的确定必须以患者为中心，即描述患者行为、情绪、认知等方面的改变，而不是描述护士的行为。②内容必须是患者心理状况及心理需要，必须有确切、可衡量的行为动词，不能使用无法测量的行为动词。③必须有相应的确切时间安排。

2. 选择恰当的护理措施

（1）心理护理措施的科学性：心理护理措施要求以一定的科学理论为依据，近年来美国护理界提倡心理护理措施最好采用循证护理的方式。

（2）心理护理措施的可行性：所选择的护理措施必须在时间、地点、经济、实施的难易度等方面具有可行性。

（3）心理护理措施的接受性：心理护理措施必须符合患者的人格、价值观、信仰及文化背景、生活习惯等，才能被患者所接受，也更容易产生效果。

（4）心理护理措施是否力所能及：在选择心理护理措施时，护士必须拥有该护理措施充分的理论及实践技能，以便更好地实施该项措施，反之则会使自己及患者感觉紧张或烦恼，加重患者的心理问题。

以慢性疼痛为例，其相应的心理护理计划和措施：①适当的镇痛药物；②对慢性疼痛患者进行注意力转移，创造积极愉快的环境与情绪；③暗示疗法，良好的暗示可以消除疼痛；④生物反馈疗法和松弛疗法，借助于电子仪器或训练引发松弛反应，以使患者心理得到放松和安静，有助于缓解疼痛。

3. 写出切实可行的心理护理计划

在具备明确心理护理目标和选择恰当护理措施的基础上，就可以写出切实可行的心理护理计划。

（五）实施心理护理计划

心理护理计划的实施就是通过各种护理活动使心理护理计划付诸实践。通过心理护理计划的实施，使患者有效地应对疾病，改变影响认知的心态和行为，以及由此引起的各种躯体症状，帮助患者消除心理危机，解除疑虑，坚定信心，使患者主动接受和配合治疗。

心理护理计划的实施，除了正确决策，心理护理技巧起着决定性的作用。在实施计划中，护理人员应以患者为中心，建立良好的护患关系。在与患者交谈时，要尊重患者人格，让患者对交谈有思想准备，不感到突然和勉强；要善于运用沟通技巧，鼓励患者多交谈，吐露自己的真实想法，使护理更有针对性。在实施过程中，护理人员还应将每一项结果及反应记录下来，在实施过程中不断修改计划，对计划进行评价，对不合理的计划及时修正。

（六）心理护理效果评价

心理护理效果的评价，主要是对已实施的各种心理护理措施是否有效、计划目标是否达到做出客观的估计，以检验原定计划的可行性，为修订护理计划提供依据。它是随时发生的、动态的，贯穿于护理全过程，不要刻板地认为是整个护理程序的最后一个步骤。心理护理效果评价包括两个方面内容。

1. 护士长根据患者的病情来评价

评价护士提出的心理护理诊断是否准确、恰当，制订的措施是否有效，评价患者对心理护理措施的反应，评价护理目标是否在预定期限内实现等。若未达到目标，要帮助护理人员一起分析、调整或修改护理计划，使其更加符合患者的实际情况，达到有效解决患者心理健康问题的目的。

2. 护理人员的自我反馈和评价

护理人员在完成整个心理护理程序后，应从心理社会评估直至效果评价，一步步进行自我检验。要根据各种记录，患者家属的反应及护士长的评价，写出自我评价，找出原计划及计划实施中存在的不足，及时修正计划，更换实施方法。若原制订的计划在效果评价中无效，应重新制订。

（七）确定新的方案

指护士经心理护理效果的评定，小结前阶段的心理护理实施，并能根据不同结果，确定新的方案。如对心理护理后获得最适宜身心状态的患者，可暂时中止其个性化心理护理；对消极情绪状态得到部分改善的患者，应巩固或加强心理护理的效果；对消极心态持续未得到控制的患者，则需再做较深入的原因分析，调整其心理护理的对策。

需要指出的是，对患者实施心理护理的效果，不可能一劳永逸。对患者实施心理护理的过程，是动态过程。因此，心理护理的程序是相对的，心理护理的步骤是灵活的，心理护理的过程是循环往复的，心理护理的理论需在临床实践中不断地发展和完善。

第二节　不同年龄阶段患者的心理护理

一、儿童患者心理护理

(一) 儿童患者心理特点

患病对儿童的身心发展是一种威胁，轻者产生一定的心理反应，重者可阻碍儿童正常的身心发展，出现发展危机，而这种发展危机反过来又可影响诊疗和护理过程。因此，只有对儿童患病后的心理反应有充分的认识，采取相应的心理护理措施，减轻或消除儿童患者的心理反应，才可使患儿迅速康复。儿童患者常见心理问题有以下几种。

1. 分离性焦虑

儿童从 6 个月起，开始建立起一种"母子联结"的关系，在这种以母爱为中心的关系上保持着对周围环境的安全感和信任感。一旦孩子离开母亲，大都恐惧不安，经常哭闹、拒食、不服药，而母亲与孩子在一起时，这些反应很快消失。1 岁半左右的幼儿与母亲分离时最易产生分离性焦虑。

2. 恐惧

患儿一般没有疾病和住院的概念，一旦生病住院，会误认为被父母抛弃或惩罚。医院陌生的环境、医护人员的白色工作服、抢救的紧张气氛，均会使患儿产生惶惑不安和恐惧心理。此时，若医生和护士对患儿态度不当，呵斥、恐吓患儿，则会加重其心理反应。

3. 反抗

有的患儿抗拒住院治疗，趁人不备就会逃跑；有的患儿即使不逃跑，对医护人员也不理睬，或者故意喊叫、摔东西，拒绝接受各种诊疗措施，或者对前来探视的父母十分怨恨，面无表情，沉默抗拒，以此表示反抗。儿童一旦生病，父母过于紧张、焦虑，对医护人员要求过高或加以指责。家长这种心态对患儿有一定的影响，家长对护士的不满倾向可以转变为患儿对护士的愤怒或抗拒，如拒绝喂食、打针等。

4. 抑郁自卑

久治不愈、长期疾病的折磨，会使患儿丧失治愈的自信心。年长患儿已能意识到严重疾病的后果，难免有所担忧。由于住院治病，长期不能上学，学龄儿童会担心影响学习成绩，从而加重忧虑，过去学习成绩一直优秀的儿童更易表现出这种心理反应。这些患儿有的表现沉默寡言、唉声叹气；有的则不愿继续治疗，认为病已不能治好，严重者出现拒食和自杀的念头；有的怕上学后成绩赶不上，低估自己的能力，出现严重的自卑感。

（二）心理护理措施

1. 根据患儿不同年龄心理特点采取不同的心理护理方法

（1）婴幼儿：婴幼儿正值哺乳时期，此期应尽量让母亲陪伴，可以通过母亲在喂奶时与婴幼儿皮肤之间的接触，产生温暖的感受。护士在喂奶时应将婴幼儿抱在怀里，眼睛与婴幼儿对视，温存地对他讲话，亲密地进行躯体接触，以满足婴幼儿对爱的需要。在喂奶时间外，争取更多的时间去搂抱婴幼儿，经常抚摸婴幼儿的头部、后背，以满足婴幼儿的"皮肤饥饿感"。通过抱、拍、讲、笑等动作调节婴幼儿大脑的兴奋和抑制过程，增强护士对婴幼儿的爱，使婴幼儿产生安全感、依恋感，尽快适应医院的环境。同时要有适当的环境刺激，如给婴幼儿色彩鲜艳的玩具、床周围贴卡通画、听轻柔的音乐等。通过感情上的温暖和感官上的刺激，促进他们的身心康复和发育。

（2）学龄前期患儿：护理此期患儿时，应对其各种有益的主动行为加以表扬，对其提出的问题给予耐心的解释，对一些自创活动给予更多的支持。对住院心理反应明显的患儿，如情况允许最好由家长陪伴，帮助患儿建立起对周围环境的安全感和信任感。在做各种治疗时，耐心讲述治疗的必要性，操作时尽量减少患儿痛苦，鼓励他们勇敢地接受治疗，以取得合作。护士可向患儿演示器械是怎样工作的，让患儿使用这些器械，如握住听诊锤、戴上听诊器等给布娃娃检查身体，以建立良好的相互信任的护患关系。

（3）学龄期患儿：护理此期患儿时，应帮助患儿在住院期间继续完成学习任务，鼓励他们把业余爱好带到医院，帮助患儿适应医院的环境，给患儿看书、讲故事、听音乐、做游戏，培养儿童的积极性、创造性、想象力及良好的兴趣和坚强的意志行为，发挥个人的才能和良好的集体主义精神。对年龄大又有活动能力的患儿，可让他们做些力所能及的工作，如整理自己的东西，协助照料病重小患儿的一些生活，互相帮助，团结友爱，使住院生活富有情趣、和谐、愉快。

2. 创造条件满足患儿的情绪需求

（1）病房布置应符合患儿心理特点：墙壁的颜色应鲜艳多彩，布置一些图案，放置吸引患儿的玩具。儿科护士着装颜色可多样化，以缓和紧张的气氛，减少患儿惶恐不安的心理。

（2）保护患儿自尊：对待患儿应一视同仁，避免偏爱；交流时应注意尊重患儿人格，满足其自尊的心理需要；患儿出现反抗行为时，护士应尽量安慰、鼓励，不要训斥责骂。

（3）让患儿有安全感：鼓励父母陪伴患儿，尽量安排同一位护士固定护理患儿。允许患儿携带自己心爱的物品或玩具住院，以得到安慰。鼓励患儿与家庭以外的人接触、交流。

二、青少年患者心理护理

（一）青少年患者心理特点

1. 自强、要求独立

青少年患者对疾病的反应较为强烈，不愿屈从，自以为是，不愿受纪律约束，易激怒。他们常因这种心理而对疾病满不在乎、不遵守医院制度、不配合治疗、不安心休养等，对疾病的认识常有片面性，如病情一旦好转就盲目乐观，不认真执行医疗护理计划。

2. 焦虑、急躁

青少年患者由于缺乏心理准备，大多数患者又是初尝疾病的痛苦，往往表现急躁、焦虑。在患病初期不能很快适应患者角色，有的甚至怀疑医生的诊断；在治疗过程中，他们常常幻想能很快治愈疾病，若不能如期好转，则更加急躁、焦虑，常以发泄的方式对待疾病，迁怒于家长或医护人员，甚至出现攻击性行为。

3. 悲观、失望

慢性病患者、危重病患者，尤其是因病致残的青少年患者，常为前途、工作、生活、婚姻等问题忧虑痛苦，深感前途渺茫而悲观、失望，容易产生自暴自弃的心理，有的拒绝治疗，甚至产生自杀的想法和行为。

4. 寂寞、孤独

患儿由于患病，离开熟悉的家庭和学校环境，进入陌生的医院，周围没有熟悉的同学和朋友，又不能经常和家人见面，只有独自默默忍受疾病的折磨。故入院初期，他们对周围环境感到茫然，而后被寂寞、无聊、孤独所代替。

（二）心理护理措施

1. 理解、疏导、安慰患者

针对某些不良情绪和行为，应理解和适当迁就，对他们的冲动情绪和过激行为，要进行循序善诱的帮助和善意的批评。给患者做任何操作前，首先应做解释和说明，征询患者同意，不可强求，适当宣传良好的榜样，以暗示疏导的方法，使其获得良好的学习机会。应特别注意患者的情绪变化，给予真诚的关心，主动帮助其解决实际问题，选择恰当的方法为患者提供有关病情的信息。用自己积极乐观、热情稳定的情绪去影响和感染患者，使其安心休养。

2. 根据年龄特点合理安排病床

青少年注重友谊，具有向群性。据此特点，可尽量把同龄患者安排同一病室，使他们之间相互交流思想，增进友谊，活跃病室生活，利于患者从孤独中解脱出来，消除寂寞感。

3. 适当娱乐，消除不良情绪

护士可让患者参与适宜的娱乐活动，如下棋、听音乐、看电视、讲故事、户外散步等，转移注意力，激发生活情趣，保持乐观情绪。

4. 保护患者自尊心

青少年自尊心强，重视自我价值，希望得到他人的承认和尊重，任何消极刺激都可能对青少年的心理产生不良影响。护士在与他们的交流中要尊重其人格，讲话要和蔼、文雅，注意保护其自尊心。

三、中年患者心理护理

(一) 中年患者心理特点

1. 悲观、抑郁

中年人家庭负担沉重，患病或致残后不能正常工作，给家庭带来经济困难，昂贵的医疗费用更加重了其心理上的负荷，导致患者忧心忡忡。若身患重症或绝症，面对家庭生活安排、老人赡养、子女教育等问题，更易导致患者情绪抑郁、悲观失望，甚至出现轻生的念头。

2. 忘我、回避

中年正值出成果的时期，患病后可能停止一切工作，强烈的工作责任感和事业心可压倒其对自身健康的重视，迫切要求早检查、早治疗、早出院。有的担心因病失去原有职位而不愿承认自己患病，有的为不增加亲友的痛苦而隐瞒病情、回避现实。所做的一切，意在掩饰其疾病事实，争抢工作和生活的时间。

3. 更年期综合征

中年是体力和精神上向老年移行的时期。一旦患病，会加速移行进程，出现更年期综合征。患者可有心理和行为退化表现，如以自我为中心，希望医护人员多照顾自己；患病前感兴趣的事情，现在不感兴趣了；情感脆弱、好发脾气、多疑等。

（二）心理护理措施

1. 了解、尊重患者

护士应将患者视为合作者，掌握患者的心理特点，注意尊重患者的人格，细心倾听患者陈述，征求其意见，使患者感到自己是被尊重的人，有社会价值的人。

2. 适时告知病情

鉴于中年人的心理较成熟，心理承受能力相对较强，应酌情、适时地告知病情，讲明病情性质、严重程度，以便患者合理安排工作和生活，对疾病诊治有较充分的心理准备。

3. 做好健康指导

中年人身体各器官功能开始衰退，应注意有序工作、规律生活、适当营养、坚持持之以恒的体育锻炼及保持愉快的情绪。要引导患者正确认识衰老是不可抗拒的自然规律，保持心理的动态平衡；帮助患者用科学的态度正确认识更年期的生理变化，消除不必要的顾虑和思想负担，解除紧张、焦虑等消极情绪。指导患者提高处理问题的能力，减轻身心负担，注意劳逸结合，使其精神愉快、心情舒畅。

四、老年患者心理护理

（一）老年患者心理特点

老年人一般都希望自己健康长寿。因此，一旦生病，就意味着对健康产生了重大威胁，易产生较强烈的心理反应。老年人对疾病的态度通常是宁愿被动地接受，也不愿主动寻求有效的治疗。老年患者的心理反应一般有如下几种。

1. 否认

有些老年人由于害怕别人说自己年老体弱，或害怕遭到家人的嫌弃而拒绝承认有病，不愿就医，尽管患病仍勉强操劳，以示自己无病。

2. 自尊

老年人一般自我中心意识较强，固执、自怜、自弃、坚持己见，喜欢别人恭顺服从，不愿听从别人安排，尤其不重视年轻医护人员的意见。有时甚至突然拒绝进行治疗和护理，有时又争强好胜，做一些力不能及的事情，如独自上厕所大小便、走路不要搀扶、坚持原有的饮食习惯等，易发生一些意外事故。

3. 恐惧

当病情较重时，老年人常意识到死亡的来临，故而出现怕死、恐惧、激惹等情绪反应。有时害怕发生严重并发症，担心无人照顾，出现焦虑不安的情绪。

4. 幼稚

有的老年患者表现天真，提出难以实现的要求，情绪波动大，稍不顺心就与护士、病友发生冲突，容易哭泣，自控力差。有的老年患者小病大养，不愿出院，对家人和医护人员过度依赖，自己能做的小事情也要他人帮助。

5. 自卑、抑郁

由于长期的孤独寂寞、社会角色改变、家庭地位下降等因素，很多老年人产生悲观情绪，一旦生病，感到自己在世的日子不会太长，许多想做的事情又力所不及，往往更加悲观、自卑、无价值感，因此自杀的老年患者并不少见。

（二）心理护理措施

1. 尊重老年患者，满足其情感需求

老年患者突出的心理需求是希望得到重视和尊重，因此护士称呼老年患者要恰当，如"张老、王老、奶奶、爷爷、大娘"，言行要有礼貌。非原则之事应尊重或尽量多迁就他们，不可强词相争而激怒患者。听他们讲话要专心、耐心，回答询问语速要慢，切忌冷淡、不理睬或故意疏远。

2. 关心老年患者

关心老年患者需给予其精神支持和无微不至的生活照顾。老年人依赖性强，易孤独，特别需要护士关心。所以护士要有耐心，平常多巡视，在生活起居上给予协助。多与他们交谈，倾听他们的意见和建议，使其从心理上得到满足，对护士信赖。还可安排老年患者互相交谈，向他们讲解疾病的相关知识、如何配合治疗和护理、疾病的预后的相关知识等，从而解除他们的疑虑和恐惧心理。护理老年患者还要充分考虑其特点和习惯，如物品应放在易取之处，不勉强他们接受不喜欢的食物，安排好老年患者的休息和睡眠。此外，病室的布置也需考虑老年人活动的需要，如走廊设扶手、地面干燥不滑等。

3. 调节老年患者情绪

鼓励老年患者回忆美好往事，使其获得心理上的愉悦感和满足感，有助于其情绪的稳定。对老年患者独特的不良行为，如易忘事、刻板、古怪等，可在短期内有所改变的，应积极给予帮助，如帮助其制订日常生活时刻表，按时提醒，以保持其日常生活的计划性；不易在短期内改变的，只要不影响其他病友和疾病的诊治，则应避免过度关注，可通过赞扬、肯定等方式强化其积极行为，忽视消极行为，切忌生硬强迫患者改变日久形成的嗜好。

4. 尽可能多的社会支持

调动老年患者各种社会关系，在精神和物质上给予关怀。如有意识地提醒其

家人常探望，带些老人喜爱的食品；鼓励其老友、老同事前来看望，也可安排一些老人与患者交谈。但护士应提醒探望老人者，切莫谈论刺激性话题，以免因过于激动发生意外。

第三节　不同疾病类型患者的心理护理

一、门诊患者心理护理

（一）心理特点

门诊患者的心理反应除与其就医行为的短暂性、临时性密切相关外，还在很大程度上受到患者疾病性质及其所置身情境等的影响。其心理特点主要有以下三点。

1. 慕名择医，以求高明

初诊患者对自己的疾病知之甚少，希望有经验、技术好的医生诊治。复诊患者对病情了解较多，对医院诊疗过程比较熟悉，迫切希望熟悉的、技术好的医生继续治疗。

2. 焦躁不安，急于就诊

门诊患者因疾病的威胁，大多数情绪急躁、紧张不安，希望得到医护人员的重视、尊重、同情和关心，及时诊治。常表现为坐立不安或来回踱步、不断询问就诊号码、围观医生诊疗等。

3. "审时度医"，期待正确诊疗

患者一旦面对医生，都希望多占有医生的时间。患者往往详细叙述自己的患病经过，祈求医生对他的疾病进行全面详细的检查，期望能给予正确诊疗。

（二）心理护理措施

1. 主动热情接待患者，建立良好的第一印象

门诊护士是第一时间与患者接触的医务工作者，美观整洁的仪表、亲切的微笑与问候，都能营造出宽松和谐的气氛，对患者焦虑、恐惧心理起到安抚作用；护士在施治过程中要讲究语言的技巧，针对不同患者、不同病情、不同心态使用不同的语言表达方式。如安慰、鼓励、劝说、疏导、解释或指令等，使用暗示性语言，通过积极巧妙的暗示，使治疗发挥最好的效用。

2. 创造良好的就医环境

设立咨询服务台，帮助指导患者就诊，解决他们的某些疑问，减轻其焦虑紧张情绪和盲目心理；保持候诊室安静、整洁，护士注意维持良好的就诊秩序；在各诊区设立鲜明详尽的就诊须知和挂号、就诊、交费、取药指示标牌，尽可能减少患者在就诊程序中的往返；如有可能，还可设立导医人员，引导、代办就医手续。创造良好的候诊、就诊环境，解除患者的疑虑，增强患者诊治的信心。

3. 耐心细致的解释

由于对自身疾病的关注和医疗知识的缺乏，门诊患者就诊时，往往许多问题搞不明白，甚至满腹疑虑。门诊护士应主动询问患者的诊断，及时介绍疾病的相关知识，如发病原因、主要临床表现、治疗原则及饮食、休息等方面的注意事项，耐心向患者解释所做检查的目的、如何配合检查、所用药物的作用和不良反应、用药的注意事项、疾病的基本疗程及预防知识、复诊的时间等。护士科学地解答可解除患者的心理负担，对疾病的恢复产生积极作用。

二、急诊患者心理护理

（一）心理特点

急诊患者大都起病急、病情重，心理反应强度很高，高度关注疾病的发展与结果，其心理活动受发病特点、年龄、性别、社会文化背景、疾病性质及严重程度等的影响，心理特点主要表现如下。

1. 焦虑、恐惧

忽然遭受意外、伤害或病情急剧恶化，患者及家属没有足够的思想准备，再加上对疾病缺乏了解，对疾病后果无法预知，对医院环境、抢救设备和各种操作技术陌生，大多数患者表现为严重的焦虑不安、极度紧张、恐惧、喜怒无常、哭闹喊叫、难以控制等，他们渴望得到良好的医疗照顾，挽救自己的生命。

2. 抑郁、悲观

当患者突然患重病或某种功能完全丧失，或由于疾病造成患者容貌变化时，情绪会变得悲观沮丧，表现为情绪低沉、沉默少语、忧心忡忡、对周围的刺激无反应、不愿别人打扰。对抢救往往采取不合作，甚至拒绝的态度。

3. 敏感、多疑、易冲动

由于起病突然，患者高度关注自身的健康问题，对自认可能会影响康复的问题都十分敏感、计较，希望得到亲人陪伴并分担精神上的痛苦；通过观察医护人员的言行来猜测自己病情的严重性，常见于慢性病急性发作或慢性病加重的患者；激惹性明显增高，稍不遂愿就大发脾气，如急性腹痛患者在未明确诊断前一般不能随便用药，这类患者常因未及时给药而与医护人员发生冲突。

（二）心理护理措施

1. 热情接诊，稳定患者情绪

急诊患者就诊时，护士要主动、热情、快速地接诊，耐心地询问病情，沉着冷静、有条不紊，体贴、关心患者，稳定患者情绪，增强患者的信赖感和安全感。

2. 合理安排就诊顺序

虽然都是急诊，但病情轻重不一。每位患者及家属均认为自己的病最重、最难忍受，都希望得到医护人员尽早的诊断和治疗。护士在理解患者及家属心情的同时，对急诊患者要区分急而不危、危而不险，合理安排就诊顺序。对病情不严重，但内心紧张，对疾病症状反应强烈、情绪不稳定的患者，要耐心向患者解释，一视同仁，秉公办理，用温暖的语言使患者消除恐惧心理，以取得患者及家属的支持与配合。

3. 有针对性地做好心理护理工作

护士应针对每位患者的心理状况，主动关心患者，及时进行心理疏导。对焦虑、恐惧的患者，护士可有意识地多和患者交谈，对病情、治疗措施进行详细说明，也可选择患者喜欢的话题，引导谈话方向，转移患者在自身疾病上过度集中的注意力；对抑郁、悲观的患者，在救治过程中，抓住一切机会向患者提供持续的心理支持，如通过简短的语言或眼神、手势等肢体语言鼓励、安慰患者，增强其战胜疾病的信心；对敏感、多疑、易冲动的患者，要态度温和、诚恳，运用语言技巧，反复解释、说服，告知情绪对疾病的影响，使患者积极地配合诊治，要注意避免在患者面前讨论病情，以免加重其心理负担。

4. 重视患者家属的心理支持

急诊患者家属大都有担忧、焦虑不安、易激动、不冷静等情绪。护士要充分理解家属对患者的关切和重视，对他们提出的合理要求应给予适当的考虑，病情有变化时应随时告知，并将抢救过程中可能出现的问题也告知家属，使其有充分的思想准备。不合理的或与医疗工作相矛盾的要求，要正确对待，做耐心的解释工作，不要简单地拒绝。

三、慢性病患者心理护理

慢性病患病时间长，疾病易反复，疗效欠佳，病情顽固，有的甚至终身带病，给患者的心理带来了沉重负担。了解他们的心理活动特征，并给予有效的心理护理，是保证其处于最佳身心状态的必要条件。

（一）心理特点

1. 主观感觉异常，注意力转向自身

健康人精力集中于工作或学习，心理活动经常指向外界客观事物。慢性病患者由于长期患病，造成患者角色强化，过度认同疾病状态，注意力转向自身，感觉异常敏锐，甚至自己的心跳、呼吸、胃肠蠕动的声音都能听到，心中总想着自己的病，而对其他事物很少关心。有的患者还会出现对客观事物的错误感觉，如对时间的错觉，他们会感到时间过得很慢，特别是病程长、疗效较差者，甚至会有度日如年之感。

2. 沮丧、无助

由于疾病需长期治疗且经久不愈，患者易产生沮丧、不安等情绪，有的患者长期经受疾病折磨后对治疗丧失信心，会产生一种无能为力、听之任之、被动的情绪反应，即无助。患慢性病给工作、生活、经济、家庭、社交活动造成的影响，使患者灰心、丧气、孤独、失望，有的患者会表现为对他人求全责备，认为自己久病不愈是医护人员未尽全力或家人照顾不周，常表现为情绪冲动，百般挑剔，易与他人发生冲突，以难以自控的情绪宣泄、摔打物品等方式缓解内心压力。

3. 揣测、猜疑

久治不愈或反复发作的慢性病患者，往往顾虑重重，怀疑自己患有不治之症，病情的细微变化常常影响患者的情绪，易喜怒无常。此类患者听说的病名多，接触的医生多，经常翻阅自己所患疾病的有关书籍，但常常一知半解；有些患者根据自己的感觉或对照某些文章自行诊断；有的患者高度重视所患疾病的治疗，四处打听药方，道听途说，寻找土方、单方、验方，盲目相信别人，盲从他人指示，只要听说能够医治本病，无论效果如何，不惜耗费财力、物力和人力。揣测心理严重地影响患者的身心健康，使本来可以早日治愈的疾病变得恢复缓慢，甚至恶化。

4. 依赖

慢性病患者易产生角色退化，由于不断受到亲人的关怀与照顾，患者会变得被动、依赖性增强，本来自己可以做的事情也不愿意动手；情感变得脆弱，总希望亲友多照顾、多探视、多关心自己。有些患者产生药物依赖心理，他们相信药物能够解决一切问题，特别迷信某种药物，认为靠它才能治病，而忽视包括改变生活方式和心理调整在内的其他干预或治疗措施的作用。

（二）心理护理措施

对慢性病患者，心理护理必须紧紧围绕其心理特点及疾病特点，鼓励患者在患病过程中学会自我调节，树立与疾病顽强斗争的信心。

1. 建立良好的护患关系，增强患者的安全感

在患者入院时，护士要积极热情地接待患者及家属，并自我介绍，消除患者的陌生感，以尽快适应病房的环境；介绍主管医生和护士，让患者感觉到对他的尊重和关心，从而对护士产生亲切感，建立友好的护患关系；详细询问患者病情，及时向患者提供有关疾病的信息，在特殊检查、治疗前向患者详细地解释和说明，以取得其理解配合；对患者出现的情绪反应，应给予积极的回应，表示接纳和理解患者的感受，并介绍该种疾病常出现的情绪反应，使其感受到人际支持。

2. 帮助患者树立信心，面对现实、积极治疗

热情关心，用心引导，帮助患者树立战胜疾病的信心。向患者说明"既来之，则安之"的道理，帮助他们正视现实，抓紧当前的治疗，说明坚持治疗、完成疗程的重要性。可通过同疾病患者与疾病做顽强斗争的真实事例启发患者，如将意识清楚、病情允许的老年患者集中在一起，挑选性格开朗、乐观自信的患者，介绍自己患病的经历和感受，以积极的态度去影响、鼓励其他患者，增强其他患者的心理承受能力，充分调动患者的积极因素，主动配合治疗。

3. 鼓励患者适当参加娱乐活动，丰富空闲生活

慢性病患者大都空闲时间多，可根据他们的具体情况，组织适当的活动以丰富患者的生活内容。在病情允许的情况下，适当安排文娱活动、体育活动，如欣赏音乐、绘画、看电视、听广播等，活跃病房生活。如让患者集中到一起，讲一些笑话，切磋书法、绘画等，使自己心有所寄。适当的活动有助于克服消极情绪，驱散患者心头的忧郁与烦闷，增强患者战胜疾病的信心。

4. 指导患者控制情绪，学会自我调节

患者经受疾病的长期折磨，易产生焦虑、消极、易怒等负性情绪。护士可选择适当的时间与患者讨论保持良好情绪对疾病恢复的重要意义，利用病房内的墙报，介绍不良情绪对各种疾病的影响，如刊出"情绪对各种疾病的影响"等健康教育内容，并指导患者掌握一些情绪调节的方法，如深呼吸放松术，面对疾病，保持开朗、乐观心态，抛弃不利于身体健康的心理因素，使身体早日康复。

四、传染病患者心理护理

（一）心理特点

1. 恐惧、忧虑

有的患者对传染病充满恐惧，因惧怕被确诊而进入隔离状态，迟迟不去就医，延误了病情，失去了最佳治疗机会。如 2003 年肆虐全球的 SARS，因传染性强、预后差、致病原因不明等特征引起了人们的极大恐慌，几乎所有 SARS 患者，都有不同程度的心理障碍，少数患者患病后处于极度绝望之中，导致心理崩溃。忧虑是患者对疾病造成的危害产生的以担忧为主的情绪反应。这类患者往往对困难估计过高，容易自我责备，对环境刺激过于敏感。有些患者不理解隔离的目的和意义，觉得医护人员害怕他们、嫌弃他们，亲朋好友也疏远他们，感到处于一种孤立无援的境地，加重忧虑心理，影响治疗和康复。

2. 自卑、自怜

他们一旦进入患者角色，立即在心理上和行为上与周围人划了一条鸿沟，感到自己成了人们望而却步的人，成了惹人讨厌的人，因而感到自卑。患者常表现为情绪低落，少言寡语，对周围事物特别敏感，往往猜疑或曲解他人，不愿接触周围的人，情绪抑郁，遇事总往坏处想，甚至回避社交场合。如许多传染病患者不敢理直气壮地说出自己所患病种，把肺结核说成是肺炎，把肝炎说成是胆道感染等，都是害怕别人躲避、厌恶自己的表现。患者从心理上觉得今后要自觉一点，少和他人接触，以免受到厌弃。即便解除隔离，也担心他人另眼看待，不愿参加集体活动，尤其是会餐之类的活动。自卑心理会降低患者对疾病恢复的信心，更易产生孤独感。当受到周围人的轻视、嘲笑或侮辱时，这种自卑心理大大增强，甚至表现出暴怒、愤懑等异常情绪，易激惹。

3. 孤独

传染病患者需要适当休息，当病情严重时，还要长期休息，暂时不能上班，同家人亲友隔离时间长。严格的隔离制度限制了患者的交往范围，隔离环境单调，访客少，缺乏娱乐活动，再加上工作人员穿戴隔离衣、帽，拉远了护患、医患之间的距离，因害怕传染，亲朋好友也会有意无意地疏远患者，这些都会使患者产生孤独感。患者在孤独时总是对探望者翘首以待，但由于各种原因使他们失望时，会感到自己被遗弃了，成了家庭的负担、社会的累赘。心理上的这种孤独感如果不能及时纠正常常会愈陷愈深，形成沉重的心理压力。

4. 急躁、猜疑

许多传染性疾病具有病程长、难根治、病情易反复等特点，所以患者易产生急躁、敏感、猜疑等心理反应。他们往往因病情不能迅速好转而烦躁，也常因病情反复而苦恼，幻想着有灵丹妙药一下子把病治好。患者患病后往往变得敏感，听到别人低声言语，就以为是在议论自己的疾病，经常揣摩别人尤其是医生、护士谈话的含义。他们格外关注自己身体的各种变化，对各项化验检查结果、注射的针剂、服用的药物都刨根问底。有的患者凭自己一知半解的医学知识，推断病情和预后。

（二）心理护理措施

1. 为患者进行传染病相关知识的宣教

患者常因对传染性疾病缺乏了解造成许多负性情绪。为患者提供疾病的相关知识，告知所患疾病的特性、传染途径、预防传播的有效方法、病程规律、隔离的目的等，使患者对传染病的有关认识能够建立在科学的基础上，能够正确评价自己的病情、了解疾病的预后、理解暂时隔离治疗的意义，使其适应暂时的隔离生活，自觉遵守隔离制度，积极配合医疗、护理工作。对患者家属也要进行相关知识的宣教，取得理解和配合。

2. 帮助患者克服不合理信念，增强患者与疾病做斗争的信心

针对患者的不合理观念进行适当的干预，向其说明每个人遇到这种问题都会有情绪的起伏波动，大部分人并没有排斥传染病患者的想法，可能只是患者自己的主观臆断。通过调整患者的不合理观念，帮助患者尽早走出羞耻、自卑的心理低谷，尽快适应患者角色，摆脱消极情绪，以积极向上的人生态度战胜疾病。

3. 鼓励亲友探视，加强心理支持

合理安排探视时间，做好探视者的防护工作，既保证患者的休息，又鼓励亲朋好友探视患者；护士应主动接近患者，尽量增加与患者交谈的机会，热情地开导患者，积极帮助他们解决困难，让患者得到心理上的安慰和寄托，使他们感到医务人员是其精神上的依靠，加强患者心理支持，满足其爱与归属的需要。

五、手术患者心理护理

无论何种手术，对患者都是比较强烈的刺激，会产生一定的心理反应，严重的消极心理反应可直接影响手术效果，导致并发症的发生。因此，护士应及时了解手术患者的心理特点，采取相应的心理护理措施，减轻患者的消极心理反应程度，使患者顺利度过手术难关，取得最佳的手术效果。

（一）心理特点

1. 术前患者的心理特点

（1）焦虑：术前焦虑程度对手术效果及预后恢复速度有很大的影响。国内学

者研究发现，择期手术或病情稳定者术前有明显焦虑的约占76％，紧急救治手术或病情严重者有术前焦虑的约占24％。一般认为，轻度焦虑者的手术效果最好，因为轻度焦虑恰恰反映了患者正常的心理适应功能，但过度焦虑会影响手术和麻醉效果。

术前焦虑的原因是多方面的，研究认为其原因主要有以下五点：①患者对手术缺乏必要的了解。不了解手术过程，怀疑麻醉效果，害怕疼痛，担心术中发生意外，担忧手术效果，害怕出现并发症。②挑剔医护人员。患者对医护人员的熟悉程度和信任程度是患者心理应激反应的重要影响因素。多数患者在术前会打听主刀医生或主管护师的技术、责任心、工作态度等，并为此感到忧心忡忡。③既往手术经验。以往手术、刀割伤的体验，担心过去的痛苦重演。以往有不良手术经验的患者，焦虑程度高且对本次手术影响大，担心类似情况发生。④周围环境的不良刺激。患者离开自己熟悉的工作生活环境，进入陌生的医院环境，接触陌生的人，会缺乏安全感。若环境中存在不良刺激，如周围有术后危重患者，或同病房患者去世，则会加重患者的焦虑。⑤个体人格特征的差异性。个体的人格特征直接影响个体面对应激时的应对方式及适应能力，影响其在手术情境中产生焦虑的程度。如性格外向者倾向于积极的应对方式，性格内向者倾向于消极的应对方式。

（2）恐惧：手术和麻醉的风险、术中术后的疼痛及手术室的陌生环境都会使患者感到恐惧。如有的患者手术前替自己立下遗嘱。

2. 术后患者的心理特点

（1）焦躁不安：患者经过手术，尤其承受大手术者，一旦从麻醉中清醒过来，意识到自己已经安全，深感幸运，他们渴望了解疾病的真实情况和手术效果。由于躯体组织受到不同程度的损伤，会体验到伤口疼痛，加之躯体不能自主活动，又怕伤口流血或裂开，多产生焦躁不安的心情。如有的患者可能产生新的疑虑，不仅怕疼痛，更怕伤口裂开，发生意外。尤其是老年患者，术后应有效咳嗽排痰，但因顾虑重重，强忍咳嗽，严重者甚至引起术后肺部感染。

（2）抑郁：部分手术在一些情况下为了挽救患者的生命，不得不摘除某些器官或改变某些器官功能，如直肠癌术后的人工肛门等。术后个人形象的改变给患者心理上、生活上带来了沉重的负担，患者表现闷闷不乐、忧郁压抑，严重者甚至有悲观失望、生不如死的感觉。如女性患者由于子宫等性器官被切除，常出现自身器官损失感，自认为失去了女性特征，担心提前衰老，术后体形改变，提前进入更年期，影响生活、工作，常表现出忧郁寡欢、对周围缺乏兴趣、不爱交谈、性格孤僻。

（二）心理护理措施

1. 术前患者的心理护理措施

（1）提供手术治疗的必要信息：及时给患者提供有关手术治疗的必要信息，减少其恐惧、焦虑，增强自信。研究表明，接受过术前宣教的患者比未接受术前教育者更为合作，焦虑、忧虑程度减轻，住院次数减少，卧床时间缩短，术后并发症减少。术前教育应介绍患者所关心的有关手术知识，如手术方式、麻醉方式、可能出现的问题及处理措施、如何配合治疗、术后功能锻炼方法、术后缓解疼痛的方法等。

（2）应用行为控制技术，帮助患者学会放松方法：及时应用行为控制技术，减轻患者术前焦虑，顺利度过手术期，促进疾病的恢复。常用的放松方法有以下三种：①情绪松弛训练法，松弛训练能够抵消生理和心理应激的负面影响，有效对抗焦虑，减轻紧张。②分散注意法，采用谈话或听轻音乐的方法。例如，将音乐疗法应用于癌症、心身疾病、围手术期和终末患者，取得了理想效果。③示范法，请手术成功的患者介绍自己的经验。

（3）做好家属的术前教育，稳定患者情绪：许多外科疾病因发病突然，患者缺乏思想准备，如骨折、胃穿孔、阑尾炎、烧伤等，导致患者焦虑、紧张、恐惧不安。护士应鼓励家属给予患者关怀和支持。对于一些不便对患者讲明的问题，如手术后形象改变者，可先对家属交代清楚，并与家属协商选择合适的方式告知患者，取得家属的配合，做好解释工作，减轻患者的心理障碍；对于病情危重者，要交代家属不要流露出悲观的情绪，以免加重患者的焦虑。

2. 术后患者的心理护理措施

（1）及时反馈手术情况：患者从麻醉中醒来，医护人员应及时告知手术已顺利完成，即使术中不顺利，或肿瘤扩散无法切除，也暂时不能告诉患者。应向患者多传达有利信息，给予支持和鼓励，以免患者术后过度痛苦和焦虑。

（2）帮助患者缓解疼痛：术后疼痛是普遍存在的现象。患者术后的疼痛不仅与手术部位、切口方式和镇痛药的应用是否得当有关，而且与个体的疼痛阈值、耐受能力等有关。护士应体谅患者，告诉患者伤口疼痛是有办法解决的，比如术后6小时内给予药物止痛，可以大大减轻术后疼痛；咳嗽时可用手按着伤口等。另外，要鼓励患者树立坚强的意志，提高耐受力。

（3）做好出院前的健康教育：多数患者伤口拆线后即可出院，但其各方面功能可能未完全恢复，因此应向患者详细介绍出院后自我锻炼的相关知识。有些患者为了保存生命，不得不摘除某些器官、截肢或改变某些器官功能，如直肠癌术后的人工肛门等，这样术后伤残缺损就给患者心理上、生活上带来了沉重的负担，护士应针对患者的心理状态，给予深切的同情和热忱的劝慰，尽全力为患者提供适应新生活的帮助。此外，重视家属的作用，帮助家属了解患者的病情，理解鼓励患者，使患者勇敢地面对现实，正确对待人生。

六、癌症患者心理护理

癌症患者可产生强烈的恐惧、焦虑、忧伤、悲观失望等负性情绪，这种不良心理直接影响疾病的转归和生存的质量。此时做好患者的心理护理，对患者的治疗效果及生活质量的提高，起着举足轻重的作用。

（一）心理特点

1. 否认—怀疑期

患者突然得知确诊为癌症，常以否认的心理防御机制来应对疾病带来的紧张与痛苦。怀疑医生的诊断或检查的结果有错误，特别是对那些以往身体很好而自觉症状又不明显的人，对诊断结果会更加怀疑，否认自己得病的事实，并要求多次检查。

2. 愤怒—发泄期

当患者意识到自己的癌症诊断已无法改变时，情绪会变得激动，对世间的一切都感到愤怒和不平，有被生活遗弃、被命运捉弄的感觉，并把这种愤怒向周围的人发泄。如表现为与亲人、医护人员发生争吵，感到事事不如意、不顺心，认为所有人都对不起自己、委屈自己，心烦、愤怒的情绪有时会引起攻击行为。

3. 悲观—沮丧期

这一时期，手术所带来的痛苦和化疗的不良反应，常常使患者陷入趋避式的冲突之中，加剧心理应激。患者感到悲观沮丧，甚至产生自杀等行为。此期患者惦念着最放心不下的问题，如自己还未完成的工作和事业，亲人及子女的生活、前途，而自己又无法顾及，会产生难以言状的痛楚和悲伤；有的还写好遗嘱，想尽早结束生命，害怕难以承受以后癌症的折磨而生不如死。

4. 接受—适应期

患者经历了复杂的心理过程基本接受了患癌的现实。疾病的反复、病程的迁延，使患者对自己疾病预后有了模糊的或清醒的认识。有的患者情绪高涨而积极配合治疗；有的患者认识到惧怕死亡是无用的，能以平静的心情面对现实；有的患者因治疗效果不佳会产生失望、孤独、漠视一切等沮丧情绪或不配合治疗等现象。

（二）心理护理措施

1. 适时地告知病情

一旦患者的癌症诊断明确无误，医护人员和家属立即面临是否将诊断告知患者及如何告知的困扰。目前国内对癌症患者的病情一般是先告知家属，在征得家属同意的情况下，再决定告诉或不告诉患者本人。对于是否应告知患者诊断结果，至今观点不一。大多数学者，包括世界卫生组织，均主张在恰当的时机给癌症患者提供诊疗的真实信息，这样既有利于患者了解自己的病情，接受癌症诊断的事实，及时进入角色适应，又有利于患者积极配合治疗，对治疗中出现的各种不良反应、并发症及预后有心理准备。告知时应根据患者的人格特点、应对方式、病情及对癌症的认识，预测患者得知诊断后的心理反应，灵活审慎地选择告知时机和方式。如对采用现有医疗手段能取得根治性疗效者，以及病变处于早期、恶性程度不高、治疗效果较理想者或五年生存率较高者，可考虑及时客观地告知病情，以期积极配合治疗，实现治愈目标；对于性格内向、情感脆弱、意志薄弱的患者可采取逐步引导的方法，告知患者长了肿瘤，但性质还未确定，需进一步检查确诊，使患者做好接受癌症诊断的心理准备。

2. 帮助患者正确认识疾病

患者的许多消极心理反应均来自"癌症等于死亡"的错误认识，不了解疾病的可治性，不知如何积极有效治疗。应帮助患者建立对癌症的正确认识，一方面，承认癌症的危害性；另一方面，要让患者相信积极的治疗、良好的心态是可以战胜癌症的。护士可通过宣传手册、集中讲课、一对一讲解等多种方式，为患者提供放疗、皮肤护理、饮食指导等相关知识，也可请已治愈的患者现身说法，使患者能够正确认识疾病，减轻压力，增强战胜疾病的信心。

3. 根据患者的性格特点进行心理护理

对性格内向、抑郁的患者，护士应给予理解和支持，满足患者的要求，耐心引导患者面对现实，鼓励患者宣泄心中的疑虑、烦恼及不安，给予恰当的安慰，可事先征得家属的同意，做不同程度的病情隐蔽；对性格开朗、乐观的患者，可主动向其介绍所患疾病，并指出情绪稳定、安心治疗对恢复健康的重要意义，使患者能乐观冷静地对待疾病并树立战胜疾病的信心和勇气。

4. 处理患者的情绪问题

大多数癌症患者有情绪问题，护士应详细了解患者的心理反应和思想动态变化，及时给予心理干预和精神支持。

（1）否认—怀疑期：应允许患者在一定时期内采用否认、怀疑等防御机制，但时间过长或强烈的"否认"可能延误治疗，应加以引导。

（2）愤怒—发泄期：应用耐心倾听的技巧，鼓励患者宣泄心中的疑虑、烦恼及不安，给予恰当的安慰，使患者情绪稳定，防止负性情绪的继续发展。

（3）悲观—沮丧期：利用非语言沟通的技巧表达对患者的关心，如握握手、拍拍肩膀；鼓励患者表达自己的情绪和情感，及时疏泄；鼓励或强化患者保持人际交往，进行力所能及的活动，提供尽可能多的社会支持资源。

（4）接受—适应期：引导患者培养积极向上的健康情绪，使机体调动一切积极的有利反应来克服体内的不良因素。为患者讲解心理因素对治疗癌症的重要性，鼓励患者发挥主观能动作用，树立与疾病坚持斗争的信念，奋起抗癌，争取延长生命。行为训练可减轻癌症患者化疗的不良反应及情绪的痛苦。可通过渐进性肌肉放松、深呼吸、主动放松和指导性想象等行为训练，帮助癌症患者减轻心理应激和躯体并发症。

5. 提供尽可能多的社会支持

（1）积极沟通，提高家属参与性：家属的态度会对患者情绪产生关键的影响。要鼓励家属给患者更多的关心和爱护，让其感受亲情的爱和需要，同时鼓励家属参与一些护理患者的工作，指导家属加强对患者的心理护理。家属要先建立信心，避免消极的情绪或行为感染患者，应给患者积极的引导，使患者保持轻松愉快的心情。有的家属由于陪伴过久，会产生不耐烦的心情，还有的缺乏医学知识，害怕肿瘤会传染给自己，与患者保持一定距离，这时就需要家属克服厌烦心理，理解和宽容患者，了解引起患者不满的原因，给患者创造倾诉的机会，帮助患者减轻愤怒和怨恨。

（2）关爱癌症患者：患者患病后感觉是孤立的。尤其在疼痛的感受中，会有一种孤军奋战的感觉。应鼓励患者参加一些抗癌组织，与成员一起交流感受，沟通体会，相互倾诉，使患者感受到病友也在与癌症抗争，减轻孤独感。护士要让患者学会发泄，鼓励其向值得信赖的人倾诉，从周围的亲人或朋友那里得到帮助和关爱。

七、瘫痪患者心理护理

（一）心理特点

瘫痪是由于神经系统发生损伤而造成的运动功能障碍，由于起病急，患者生活不能自理，心理和生理承受着很大的压力。

1. 情绪波动

当患者面临突然由健康变为瘫痪这一残酷事实时，心理上受到的打击十分沉重，担心瘫痪肢体不能恢复，病情严重无法治疗，失去生活自理能力，因此情绪不稳定。有的患者表现为焦虑、紧张、恐惧、抑郁和顾虑重重；有的表现为痛哭、拒食、拒绝见人，尤其怕见亲人，甚至有轻生的念头；有的患者伴有攻击对抗行为，如拒绝治疗护理、破坏物品等。

2. 孤独

患者因生活环境突然改变，感到与世隔绝，度日如年，因瘫痪、生活不能自理，整日躺在病床上，身边亲人和朋友较少，感觉孤独。希望家人、朋友多来探望自己。

3. 自卑、意志薄弱

患者表现为情感淡漠、情绪消沉、强压内心痛苦，认为自己给单位及家庭带来很大负担，对生活失去信心，从而不愿接受治疗或自行体罚。严重瘫痪的患者，经过治疗效果不佳，需长期卧床休息，需别人照顾，自己对治疗丧失信心，意志薄弱，有被抛弃的感受，生活无兴趣。

（二）心理护理措施

1. 稳定患者情绪

负性情绪容易使大脑皮质的功能受到抑制，从而严重影响病情的康复。因此，对患者进行有效的心理疏导，消除其低落情绪，是病情康复的基础和保证。护士应因人而异，不失时机地及时疏导患者的不良情绪，鼓励患者说出心中的苦闷和烦恼，使其产生共鸣，保持良好的情绪，增强恢复健康的信心。

2. 帮助患者重建合理认知

不合理认知会进一步加深患者的负性情绪，阻碍患者康复。护士应帮助患者正视现实，接受目前的客观情况；教会患者认识并改变自己的不合理信念，如"我瘫痪了，没有用了"，合理的信念应该是"躯体的残疾不等于无用，残疾人同样可以实现个人价值，如张海迪"；"我现在是家庭的累赘，家人都很讨厌我"，正确的信念是"我虽然给家庭带来一定的经济负担，但家里人还是很关心我"。

3. 关心患者，做好日常生活安排

护士要从帮助患者日常生活的困难着手，来表示关怀与体贴，并给予患者心理上的启迪，解除或减轻其精神痛苦。给患者安排舒适与安全的体位，帮助患者床上活动或按摩。有步骤地安排患者进行户外活动，接触大自然，以转移其注意力，使其心情舒畅，激励其对生活的向往；有意识地提供有积极意义的文学作品给患者阅读，鼓励其向英雄人物学习，树立战胜残疾的信心。

4. 利用社会支持

护士应说服患者家属要理解、体谅患者的各种负性心理反应，给予患者耐心细致的关心照顾。可选择患者最信赖且对患者最具影响作用的人来陪伴，陪护者要同医护人员步调一致，谈论病情与预后要提法一致，说话应慎重，避免暗示性。

八、临终患者心理护理

当患者处于生命垂危期，经过积极治疗后仍无生存希望，直至生命结束前这

段时间称临终阶段。心理学家 Kubler Ross 对死亡过程进行了研究，将临终患者的心理过程概括为五个阶段：否认期、愤怒期、协商期、抑郁期和接纳期。各期患者心理特点及心理护理措施如下。

（一）否认期

1. 心理特点

当得知其病重将面临死亡时，患者常显得十分震惊；接着会极力否认"不，那不会是我"。这时患者不承认自己病重，对可能发生的严重后果缺乏思想准备，希望有奇迹出现以挽救生命；有的患者不但否认自己病情恶化的事实，而且还谈论病愈后的设想和打算；有的患者直到迫近死亡还处于否认期。

2. 护理措施

护士应了解否认是一种防御机制，可使患者有充分的时间面对自己的死亡，但要避免任何可能延长否认期或使患者退缩的行为。此期护士可保持沉默或采取附和语气让患者产生认同感，保持坦率、诚实、关心的态度，为进一步沟通做准备，并劝说家属不可当着患者表现出难过。

（二）愤怒期

1. 心理特点

当患者的否认无法再持续，意识到死亡将不可避免地降临到自己头上，将独自一人离开人世时，常常会产生愤怒反应。表现为生气、愤怒、怨天尤人，拒绝治疗，有的患者迁怒于医务人员和家属，以谩骂等破坏性行为发泄其内心的痛苦，也可指向食物、医疗器械。

2. 护理措施

患者发怒的对象通常是他最能信赖的人及不会弃他不顾的人。护士应理解愤怒是患者心理调适的反应，是发自内心的恐惧和绝望，而不是针对护士本人。此时护士应平静耐心地应对患者的愤怒，包括做好亲属的引导工作，使之给予患者理解、宽容和关爱。

（三）协商期

1. 心理特点

协商期又称"讨价还价期"。患者承认已存在的事实，但祈求奇迹发生。患者表现为不再怨天尤人，会做许多内心的承诺，要求活到完成某件重要事情之后，例如"如果让我多活一年，我会……"或同意配合任何治疗，接受任何检查。这时患者能顺从地接受治疗，要求生理上有舒适、周到的护理，希望能延缓死亡的时间。

2. 护理措施

此期护士应注意观察患者的反应，主动关心患者，尽可能满足其各种要求，使之能更好地配合治疗，缓解症状，减轻痛苦，让患者在充分感受真情关爱中坦然面对死亡。

（四）抑郁期

1. 心理特点

当患者自觉身体状况日趋恶化，知道讨价还价无效之后，即将来临的死亡威胁和身体状况的每况愈下使其产生悲伤、失落甚至自杀的想法，常表现为沉默、哭泣、情绪低沉、食欲下降等，有的患者为避免亲人的悲伤而暗自流泪。此期患者不愿多说话，但又不愿孤独，要求与亲朋好友见面，希望由他喜爱的人陪伴照顾。

2. 护理措施

此期应让患者适度地发泄自己的哀伤情绪，允许患者有悲伤、哭泣和表达失落的机会。应尽量满足患者的合理需求，安排亲朋好友见面、相聚，尽量让家人陪伴身旁，提醒家属控制情感，不要再增加患者的悲痛。此期还应注意预防患者的自杀倾向。

（五）接纳期

1. 心理特点

这是临终患者的最后阶段，当感到一切办法都不能改变生命即将终结这一事实时，患者不再有恐惧、焦虑、痛不可言的情绪；对死亡已做好充分准备，"是的，是我，我已经准备好了"。此期患者显得平静、安详，机体极度衰弱，常处于嗜睡状态，情感减退，静待死亡的到来。

2. 护理措施

此期应严密观察患者的病情变化，做好生活护理。临终患者的听觉往往消失得比较迟，家属和护士讲话时应特别注意，避免给患者造成不良刺激。尊重患者，维持其尊严，不必强求有护患的互动行为，允许患者冷静、安静和独立，协助患者安静、平和地离开人世。

临终时的心理反应过程因人而异，五个阶段可能同时发生，可能重复发生，或停留在某阶段。

第四章

急救护理常规

第一节　急诊一般护理常规

一、病情观察要点

（1）根据患者的入院情况，按照不同的病情进行分科。面对有生命危险的患者，应将其立即送到抢救室，并报告医生。

（2）对患者的生命体征、意识、瞳孔等进行检查。

（3）对患者是否存在疼痛、疼痛部位、疼痛持续时间、疼痛性质及程度进行观察。

（4）观察患者是否出现发热、低体温。

（5）对外伤的患者，观察其伤口的大小、深度、出血量。

（6）检查患者的面色，了解患者的排尿状况，了解其是否有消化系统疾病。

二、主要护理问题及相关因素

（1）焦虑、恐惧：发病急，预后难以预测，不熟悉周围环境。

（2）知识匮乏：对自身健康和疾病的认识不足。

三、主要护理问题的护理措施

（一）焦虑、恐惧

（1）积极接诊和分诊。

（2）积极向患者和家属说明急诊科的设施和布局、急诊科的特点、医院治疗和作息时间的安排，以便患者尽早就医，消除患者对陌生环境的恐惧。

（3）密切注意患者的情况，严格执行医嘱，协助检验取样，维持现场秩序，降低外部环境对患者的负面影响。

（4）帮助患者家属做好基本的护理工作，尽可能让家属陪伴患者，同时避免患者的孤独和无助，给他们精神上的支持和慰藉。

（5）听取家属的意见，及时答复，消除他们的疑虑，增进互相理解。

（二）缺乏知识

（1）向患者介绍早期的疾病防治和日常生活中应注意的问题。

（2）在抢救过程中，向患者说明需要进行检验，获得其理解和合作。

四、重点沟通内容

（一）交流

"您哪里不舒服？"

"不要担心，我要给您抽血检验，请您配合我。"

"您曾经有没有遇到过这样的情况？"

"您之前做过心电图吗？"

"您有过住院的经历吗？"

"您了解自己对什么药物过敏吗？"

（二）非语言沟通

（1）对患者的生命体征、意识、瞳孔等进行细致检查。

（2）观察皮肤颜色、温度及皮肤完整性。

（3）对呕吐物的颜色、量、气味进行观察。

（4）关注患者血液、B超、X线、心电图、CT等多种检查的结果。

五、健康指导

（1）介绍有关疾病和治疗的知识，介绍药物的功效和不良反应。

（2）引导患者正视病情，调整心理状态，使其积极配合检查、治疗。

（3）指导患者合理用药、合理饮食，戒烟酒，忌暴食，帮助其养成良好的生活方式。

（4）指导患者加强体育锻炼，提高体质。告知患者如果有任何不舒服的地方，需及时到医院就诊。

第二节　常见急诊救护常规

一、急腹症救护常规

（一）病情观察要点

（1）询问患者的病史，了解患者的年龄、性别、职业、手术史、有没有外伤、有没有吃饭、排便情况以及排便与疼痛的关系。

（2）观察患者的腹部是否有腹膜刺激征或肠鸣音的活动，关注患者全身的身体状况。

（3）观察患者的神志、瞳孔、生命体征，关注患者是否出现休克。

（4）掌握白细胞计数等血常规检查及 B 超、CT 等辅助检查的结果。

（5）在治疗期间，观察患者是否有疼痛的症状，以及有没有腹腔内病变。

（6）怀疑有腹腔出血的患者，要立即配合医师进行腹腔穿刺。

（二）主要护理问题及相关因素

（1）疼痛：与腹腔内病变相关。

（2）忧虑/害怕：与发病突然和对预后的担忧相关。

（3）知识匮乏：对相关疾病的知识匮乏。

（4）有体液缺乏的危险：与体液流失、禁食、胃肠减压等相关。

（5）可能的并发症：内脏穿孔、出血或感染。

（三）主要护理问题的护理措施

1. 疼痛

（1）对于确诊为尿路结石引起的肾绞痛患者，可在医生的指导下给予解痉镇痛，并做相应的检查以进一步处理。

（2）对于不明原因的急腹症患者，应留院观察，并协助其完善各项检查，密切关注其病情的变化。

（3）当患者出现急性疼痛时指导其分散注意力，例如默念数字、呼吸节奏、听音乐等。

（4）帮助患者在舒服的姿势下休息，给予患者安慰，让患者进行深呼吸。

2. 忧虑

（1）主动积极地接待患者，给予关怀，安抚患者的情绪。

（2）在患者接受各项检查和治疗之前，要耐心地说明其重要性，并主动协助其完成检查和治疗。

3. 缺乏知识

（1）向患者及其家属说明有关的病因、预防和检查的目的及重要性，以便患者配合检查和治疗。

（2）说明在没有确诊之前禁用止痛药物的重要性和盲目热敷的弊端。

（3）在用药期间，告知患者服用该药的疗效和不良反应，并要求患者及时报告疼痛的性质及改变。

4. 缺乏水分的风险

（1）快速建立静脉通道，按照医生的指示，合理地安排输液的时间，及时补充足够的水和电解质。

（2）密切监测患者的情况，记录 24 小时进出水情况，以便补充水分。

（3）对尿液的颜色做详尽的记录，如有需要，应记录下每小时的尿量。

5. 潜在并发症：腹腔内出血或感染

（1）对患者的生命体征进行观察，及时发现是否存在休克。

（2）检查腹部的症状。如果患者的腹痛加剧，说明病情恶化；局部疼痛变成全腹痛，同时还出现肌肉紧张、反跳痛，说明炎症扩散。

（3）如果患者的体温升高，白细胞计数、中性粒细胞计数增加，则有较大可能为感染。

（四）重点沟通内容

1. 交流

"您哪里不舒服？"

"您能不能用您的手指指一下疼痛的地方？是脐周或脐部左上侧、右边，还是别的地方？"

"您上次来月经的时间是什么时候？有没有过性生活？"

"疼痛了多长时间？是阵痛还是一直疼？"

"有没有恶心、想呕吐的感觉？有没有腹泻？大小便是什么颜色？"

"您今天是不是吃了特殊的食物？"

"您的腹痛好些了吗？"

"我们给您打了镇痛药，您现在感觉怎么样，有没有口干的感觉？"

2. 非语言沟通

（1）对生命体征、意识、瞳孔进行检查、监测。

（2）检查腹壁有没有切口瘢痕、有没有腹式呼吸、腹壁是否对称等。

（3）触摸腹部有没有肿块或腹膜刺激征，以及疼痛的位置、范围、程度。

（4）对患者有无恶心、呕吐、腹泻等症状进行观察。

（5）关注抽血检验、相关检验及检查的结果。

（6）应用止痛药物后，对其疼痛情况进行观察。

（五）健康指导

（1）帮助患有慢性腹腔器质性病变的患者正确认识疾病，使其保持健康的心态。

（2）对消化系统不良的患者，要注意其饮食卫生，保证其营养平衡，饮食清洁、易消化。

（3）对于患有胆道疾病和慢性胰腺炎的患者，要注意控制高脂肪食物。

（4）反复出现粘连性肠梗阻的患者，要避免暴饮暴食和饱餐后剧烈运动。

（5）患有消化道溃疡的患者，必须按照医生的指示按时服用药物。

（6）如果患者有尿路结石，建议多喝水，如果条件允许，可以进行一些跳跃动作，以促进排石。

（7）对急性腹部疼痛患者，应在术后尽早进行活动，防止肠梗阻。

二、多发伤救护常规

（一）病情观察要点

（1）观察受伤情况，观察其神志、瞳孔、面色，主要生命体征和是否有大出血等。

（2）检查患者的呼吸道是否畅通，有没有张力性气胸和开放性气胸。

（3）对患者的腹腔内是否有大出血、脏器损害进行观察。

（4）观察患者是否有尿路损害，如血尿、下腹胀痛等。

（5）对患者是否有骨折，特别是骨盆、脊柱骨折、肢体是否骨折进行观察。

（6）检查患者是否存在大面积皮肤撕脱伤。

（二）主要护理问题及相关因素

（1）呼吸障碍：疼痛、胸部受伤、胸廓活动受到限制。

（2）体内液体缺乏：与大出血、血容量下降相关。

（3）疼痛：涉及组织损害。

（4）焦虑、恐惧：与意外受伤相关。

（5）有可能发生感染：与血肿、组织坏死有关。

（三）主要护理问题的护理措施

1. 气体交换受损

（1）用厚实的敷料对受伤部位进行加压，如果是开放性气胸，就用凡士林纱布将伤口封闭。

（2）保证呼吸道畅通，避免发生窒息。鼓励及帮助患者维持良好的体位，及时清除口腔及呼吸道的血液、痰液及呕吐物。

（3）采用高流量氧气吸入，在病床边准备吸引器。当痰液黏稠、难以咳出或有血块阻塞呼吸时，应立即进行吸痰。

（4）密切观察患者的呼吸情况，发现呼吸困难、阻塞、窒息时应立即进行气管插管，并在必要的时候进行气管切开和呼吸机的辅助呼吸。

2. 缺乏水分

（1）快速建立静脉通路、及时恢复有效的血液循环是抢救和抗休克的关键。必须在第一时间建立 2 条以上的有效通路，同时进行血型检测和交叉配血。如果患者可能发生休克，则应增快输液的速度。

（2）对出血进行控制，对有活动性出血的患者，要及时发现病因，及时进行止血。

（3）在监测中心静脉压的情况下补充液体，维持水、电解质和酸碱平衡。

（4）坚持边治疗边诊断、先治疗后诊断，做好术前准备，同时进行抗休克治疗。

（5）密切观察患者的生命体征，注意观察患者神志、瞳孔，胸部、腹部和四肢的情况，及时发现损伤的位置。

（6）留置导尿管，24 小时监测尿的情况，并对其微循环、心肾功能进行监测。

3. 疼痛

（1）对患者的生命体征进行严密监测，每 15～30 分钟测脉搏、呼吸、血压 1 次。

（2）对患者疼痛的部位、性质进行观察，对诊断明确的患者可按医嘱使用镇痛药物。

4. 焦虑、恐惧

多与患者沟通，讲解各种治疗和护理操作的必要性，说明各种不适的原因、持续时间和疾病预后情况。

5. 有被感染的风险

（1）注意体温的变化，发现异常情况应立即向医生汇报。

（2）及时与医师在无菌操作下进行清创、缝合、包扎。

（3）在医生的指导下，合理使用抗生素。

（4）对有开放性创面的患者，必须进行破伤风抗毒素的注射。

（四）重点沟通内容

1. 交流

"××，您能听到我说话吗？"

"您哪里不舒服？"

"我来检查您的腹部，是按下去痛还是松开时痛？"

"您能走动吗？您的四肢活动和平时有没有不同？"

2. 非语言沟通

（1）注意检查患者的生命体征、意识、瞳孔，检查外伤部位是否有持续出血。

（2）对患者的身体进行全面的检查。

（3）注意患者是否有焦虑、恐惧等情绪。

（4）对患者的头面部、胸部、腹部是否有损伤进行检查。

（5）B超检查有没有内出血。

（6）测量中心静脉压。

（五）健康指导

（1）对患者进行创伤急救指导。

（2）对患者的康复进行正确的引导。

（3）对患者进行心理疏导。

（4）注意安全，预防突发事故。

三、急性有机磷中毒救护常规

（一）病情观察要点

（1）重点调查患者职业、中毒病史，了解中毒原因。

（2）皮肤有无发绀、大量出汗、潮湿等症状。

（3）瞳孔改变：缩小一般是由有机磷中毒引起的，而扩大则是由于阿托品中毒。

（4）呼吸症状：呼吸的气味和频率。

（5）循环功能：有没有心律不齐、休克、心搏骤停等。

（6）有无口腔黏膜改变、呕吐物颜色异常及异味；有无肝损伤，如黄疸、腹水等。

（7）神经病征：是否有头痛、头晕、共济失调、烦躁、谵妄、痉挛、昏迷等。

（8）有无毒蕈碱样的症状：如恶心、呕吐、腹痛、腹泻、小便频繁、大小便失禁、支气管痉挛及分泌物增多、咳嗽、流泪、流涕等。

（9）有无烟碱样的症状：如面部、眼睑、舌、四肢及身体的横纹肌纤维震颤，甚至全身的肌肉强直性痉挛。

（二）主要护理问题及相关因素

（1）意识障碍、昏厥：中毒后神经系统受到刺激。

（2）有可能发生窒息：中毒易导致呼吸肌麻痹、喉头水肿。

（3）有可能误吸：与意识障碍、呕吐或催吐物相关。

（4）皮肤完整性有可能受到损伤：由于有毒物质对皮肤的刺激而导致炎性损害，或者出现毒蕈碱样的症状，如多汗、流涎、小便失禁。

（5）有可能出现的并发症：中毒性脑水肿或中毒性肺水肿。

（三）主要护理问题的护理措施

1. 昏迷状态

（1）立即对中毒的途径、时间、剂量和意识损害进行评估。

（2）平卧位、头偏向一侧，保证呼吸道畅通。及时清理呼吸道分泌物和呕吐物，连续高剂量给氧 $4\sim6L/min$。

（3）快速阻止毒素的吸收：①经口服中毒的人，应彻底洗胃，直至水清澈。第一次洗胃洗出的物质需进行检测；②对经体表中毒的人，应及时清除被污染的衣服，并彻底清洗皮肤和眼睛。

（4）尽快建立静脉通路，严格按照医生的指示，及时、准确地使用碘解磷定、阿托品等药物。

（5）对患者进行 24 小时监测：①监测患者的呼吸频率，如有呼吸肌麻痹、呼吸衰竭等早期症状，及时向医师汇报；②观察瞳孔大小、对光反射的敏感度和知觉能力；③在注射阿托品后，要区别阿托品中毒和阿托品化。

（6）留置导尿管，记录 24 小时内尿的颜色和量。

（7）保障患者的人身安全：①增加床栏，避免其从床上摔下来，如有需要，可增加约束带；②准备牙垫，以防患者在抽搐时咬到舌头，必要时将牙垫垫在牙齿的咬合面上；③根据医生的指示使用解痉药。

（8）保持干净、舒服：进行口腔卫生护理，协助家属为患者擦拭和换干净衣物。

2. 有可能发生窒息

（1）对患者窒息风险的大小和病因进行快速评估。

（2）平卧位、头偏向一侧，保持 4～6L/min 的高流量氧气吸入，并及时清理呼吸道。

（3）在无法保持自主呼吸的情况下，应及时进行气管插管、气管切开、呼吸机辅助呼吸。

（4）立即建立静脉通路，按医师指示使用呼吸中枢兴奋药、毒物拮抗药等。

（5）对生命体征、血氧持续监测。注意患者是否有自主呼吸及是否有呼吸困难；呼吸和身体表面有没有特别的味道，肺部有没有湿啰音；体表温度、湿度、皮肤弹性；是否有肌肉的抽搐、痉挛。

3. 存在误吸的风险

（1）对患者的误吸风险进行评估，并对其呼吸状况进行监测。

（2）保证呼吸畅通，及时清理口腔中的呕吐物和分泌物。

（3）当出现呼吸困难时，应立即进行气管插管或气管切开术。

（4）尽早、彻底、反复地洗胃，直至胃中的液体变得清澈而没有气味，以免将胃中的残渣呕出或吸入气管。

（5）在洗胃、催吐、呕吐的过程中，帮助患者采取侧躺姿势，在条件允许的情况下，帮助患者抬起上半身。

4. 存在损害肌肤完整性的风险

（1）观察皮肤的弹性、温度、湿度、颜色和是否有损伤。

（2）用 0.9％氯化钠溶液迅速清洗残留的农药、汗渍、排泄物、呕吐物，并更换被污染的衣服。

（3）对破损部位进行清洗消毒，保持干燥，并按医生要求用药。

（4）保持床铺和衣物平整干净、干燥无渣屑，出汗后应立即进行更换。

（5）在需要的时候帮助患者做翻身，可以使用气垫床或骨隆突处放一个垫子来缓解压力。

（6）对激动、烦躁的患者，要在床上加上床栏，防止其从床上摔下来。如有需要，可系上约束带，并准备好牙垫，防止咬到舌头。

5. 潜在并发症：中毒性脑水肿或中毒性肺水肿

（1）严密监测患者生命体征、瞳孔大小、对光反射和意识是否恢复。

（2）呼吸道要保持畅通：平卧躺下，头偏向一侧，并迅速清理呼吸道分泌物。

（3）在医生的指导下使用抗菌药物。

（4）24 小时留置导尿，对液体输入量、排出量进行监控。

（5）准备好紧急药物，例如脱水利尿药、强心药、呼吸中枢兴奋药等；准备好急救设备，例如氧气、中心吸引设备等。

（四）重点沟通内容

1. 交流

"您认得这里是什么地方吗？"

"您服用了什么药物？可以把药品名字告诉我吗？"

"您是什么时候服药的，服了多少？"

"您服药的具体时间是几点钟呢？"

"您觉得哪里不舒服呢？"

2. 非语言沟通

（1）对生命体征、意识、瞳孔、尿量、皮肤、面色、指甲颜色、呕吐量及呕吐物颜色进行严密观察。

（2）对冲洗出的胃液进行颜色、气味和量的观测。

（3）对血液常规和胃液检测的结果进行分析。

（4）观察患者是否出现精神状态异常。

（五）健康指导

（1）加大防毒宣传的力度：为人民群众讲解中毒防治及急救方面的常识。

（2）严格执行相关的安全管理制度，并加强对有毒物品的保管。

（3）向需要洗胃的患者解释洗胃的作用及其必要性。

（4）掌握中毒急救知识。

（5）强化精神卫生保健。

四、急性一氧化碳中毒救护常规

（一）病情观察要点

（1）意识是否清醒，是否有进食障碍或大小便失禁等。

（2）神经系统症状：是否出现抽搐或精神异常。

（3）了解毒物接触史，中毒的环境、停留时间、昏迷的状况。

（4）是否出现头痛、头晕、乏力、恶心、呕吐、心悸、四肢无力等症状。

（5）瞳孔大小及对光反射、角膜反射。

（6）呼吸系统的症状：有没有刺激症状，呼出的气味及呼吸的频率。

（7）循环系统的症状：是否存在心律不齐、心绞痛、心悸、心搏骤停等。

（二）主要护理问题及相关因素

（1）意识障碍：与一氧化碳中毒后大脑严重缺氧、脑损伤有关。

（2）气体交换障碍：一氧化碳中毒导致血氧含量低。

（3）有误吸风险：与意识障碍、呕吐时上身无法抬起相关。

（4）存在皮肤损伤的风险：与意识障碍时出现意外受伤相关。

（5）泌尿系统感染、呼吸道感染、脑水肿等可能的并发症。

（6）对一氧化碳中毒的防治与急救知识不足。

（三）主要护理问题的护理措施

1. 昏迷

（1）对患者意识的障碍进行快速评估。

（2）让患者平卧，头部偏向一侧，呼吸道保持通畅。高流量给氧或使用氧气面罩，有条件者应尽早进行高压氧治疗。

（3）立即建立 2 条血管通路，按医师指示使用急救药物及调整输液速度。使用药物来防治脑水肿。

（4）预防躁动不安的患者意外受伤：①增加床栏以避免从床上跌落，如有需要，可增加约束带；②准备好抽搐时预防牙齿咬伤的牙垫。

（5）留置导尿管，并对尿量进行 24 小时的记录。

2. 气体交换受损

（1）立即离开中毒区域，评估呼吸受损情况，并对患者的呼吸节律、频率、深度进行监测，如果有任何不正常情况，应立即向医师汇报。

（2）解开患者的衣襟，并将影响胸部活动的紧身衣服脱掉。

（3）保持呼吸道通畅，清理口腔和鼻腔的分泌物，吸痰前后要进行高流量的氧气。

（4）按照医生的指示，采集血气标本并立即送检，对血氧饱和度进行 24 小时监控，并根据血氧饱和度对氧气流量进行调整，如有需要应进行高压氧治疗。

（5）保持房间内空气流通。

3. 存在误吸的风险

（1）保证呼吸道畅通，及时将呕吐物、分泌物从口腔和鼻腔中吸出。

（2）在呕吐的时候，帮助患者侧卧或头偏向一侧平卧，帮助患者把义齿摘下来。如患者舌后坠，应准备好舌钳和纱布。

（3）如有窒息，应及时进行气管插管或气管切开术。

（4）在医生的指导下留置胃导管，将口服药物从胃导管注入。

4. 存在组织完整性受损的风险

（1）评估肌肉受压处的损伤状况，如肢体、腰背、臀部是否有肿大、淤血、水疱、感觉运动障碍等。

（2）不要在受压处进行热敷按摩，不要在患者的肢体上扎止血带、抽血、输液。

（3）每1～2小时动作轻柔且利落地翻身及按摩骨隆突处1次。

（4）床铺要平整干净，大小便失禁、呕吐、出汗后应立即擦拭，并及时替换。

（5）采用软垫气圈或采用气垫床来缓解骨隆突部位的压力。

（6）防止患者咬伤舌头，并对其口腔黏膜进行保护。

5. 潜在并发症之一——泌尿系统感染

（1）对患者的情况进行分析，并按照医生的指示，尽早取出导尿管。

（2）在对尿管和膀胱进行清洗时，要做到无菌操作，且动作要轻柔，避免出现尿道黏膜的损伤和交叉感染。

（3）引流袋放置的位置应在膀胱位置之下，搬运患者时不要拖拽尿管，以免脱落。

（4）观察尿液颜色、量、性质，如果出现尿急、尿频、尿痛等情况，需第一时间向医生报告。

6. 潜在并发症之二——呼吸道感染

（1）密切监测患者的呼吸情况，如果出现咳嗽、咳痰、发绀、喘鸣、呼吸困难、发热、白细胞升高的情况，请立即向医生报告。

（2）保持呼吸道通畅，并在口鼻出现分泌物时及时将其吸出，以预防吸入性肺炎。

（3）为患者提供温暖的环境，预防其感冒，增强其免疫力。

（4）在医生的指导下服用抗菌药物。

（5）采用口鼻负压吸痰方式，动作应轻柔，避免造成鼻腔和咽喉的黏膜损伤。

7. 潜在并发症之三——脑水肿

（1）在医生指导下应用高流量面罩给氧，并在需要时给予高压氧治疗，以减少碳氧血红蛋白（COHb）的含量，改善组织氧气供应情况。

（2）在医生指导下合理应用脱水药、糖皮质激素、能量合剂等。

（3）加强 CT、脑电图等神经系统检查，如有任何不正常情况，应及早治疗。

8. 缺乏知识

（1）将相关知识传达给患者及其家属，如使用煤炉、燃具、热水器时必须保持空气流通。

（2）开展健康教育，让患者掌握基本的疾病常识，并采取相应的急救措施。

（3）将为何进行高压氧及其他综合性治疗的原因告知患者及其家人。

（四）重点沟通内容

1. 语言交流

"您感觉怎样，哪里不舒服？"

"您昏倒在什么地方？"

"您在洗澡的时候，是否开了窗户？"

"您是某患者的家人吗？您是什么时间发现患者晕倒的呢？"

2. 非语言沟通

（1）对患者的生命体征、意识、瞳孔进行观察。

（2）对患者的口唇部黏膜的颜色进行观察。

（3）对患者的呼吸、肌张力、腱反射进行检测，观察患者是否表现为去大脑皮质状态。

（4）帮助患者做头部 CT 及脑电图检查，尽早诊断是否存在脑水肿。

（5）对患者是否有外伤进行检查。

（6）关注患者血常规、血红蛋白、血气分析检查结果。

（7）对高压氧治疗的疗效进行观测。

（五）健康指导

（1）对患者进行关于一氧化碳中毒防治知识的培训。

（2）引导患者正确进行氧气吸入，并掌握高压氧操作要点。

（3）对患者进行精神疏导。

五、淹溺救护常规

（一）病情观察要点

（1）对患者神志、瞳孔、生命体征进行观测。

（2）观察患者是否有发绀、面部肿胀、球结膜充血，口、鼻腔内有无泡沫及污泥。

（3）对患者是否出现头痛、咳嗽、胸痛、呼吸困难状况进行观测，注意咳嗽时有没有咳出粉色泡沫样痰。

（4）对患者的视觉进行检查。

（5）观察患者的精神变化，观察其有无烦躁、抽搐、昏睡、晕迷、肌张力增加等情况。

（二）主要护理问题及相关因素

（1）窒息：与溺水后呼吸道阻塞相关。

（2）体液缺乏或过多：与海水、淡水淹溺造成的血液浓缩、稀释，血容量下降、急剧增加相关。

（3）有皮肤完整性损伤的风险：淹溺后，肌肤肿胀且弹性下降。

（4）恐惧：涉及患者溺水的经历。

（5）吸入性肺炎的潜在并发症。

（三）主要护理问题的护理措施

1. 窒息

（1）立即将溺水的人救起，清理其口鼻中的淤泥和杂草，有义齿的取下义齿，保证呼吸道畅通。解开患者的衣裤，使患者呈俯卧位、头低脚高的姿势，将胸腔、喉咙和气管中的积水排出，用手拍打患者后背进行体位引流。

（2）维持呼吸功能，进行高流量吸氧。对人工呼吸不起作用的患者应建立人工呼吸道，并立即进行气管插管或气管切开术；对呼吸、心搏骤停的患者，应采取心肺复苏。

（3）尽快建立静脉通道，按照医生的指示使用相应的药物。

（4）严密监测：①自主呼吸，有无呼吸急促、不规则或暂停；②心音心律，有没有心音减弱、消失或心律不齐；③观察面部有无肿胀、青紫，睑结膜有无充血，观测肢体温度以及末梢血液循环情况。

2. 体液缺乏或过多

（1）密切观察血压、脉搏、呼吸情况，如有任何不正常，应立即向医师汇报。

（2）按医生要求抽取血样本，观察血红蛋白、血生化和血流动力学变化。

（3）根据医生的指示，将高渗或低渗盐水输入患者体内。

（4）记录24小时液体进出量，按医生要求进行合理的液体补充，控制液体输入量以及输入速度。如果患者体内体液过多，可以在医生的指导下使用利尿药。

（5）进行中心静脉置管，监测中心静脉压。中心静脉压与尿流量两项数值相配合，可作为调整输液速度的依据。

3. 存在肌肤完整性受损的风险

（1）及时给患者换下湿衣裤，并做好保温。评估皮肤损伤及受压状况。

（2）保持衣被干燥、平整、舒适。大小便、呕吐或出汗后要立即擦拭及更换衣被，在骶尾部、肩背部涂爽身粉，以保持患者身体清洁。

（3）动作轻柔、利落地帮助患者每 1～2 小时翻身一次，建立翻身卡片，注意交接班。

（4）如有外伤，应按医师要求进行治疗。

4. 恐惧

（1）鼓励患者把自己在溺水时所体验到的恐怖情绪用语言表达出来。

（2）要让患者认识到目前的安全状况，让患者知晓积极应对、积极配合治疗有助于早日恢复健康。

（3）如有需要，应按医生的指示使用镇静药物。

5. 呼吸系统的潜在并发症

（1）保持呼吸道畅通，清理呼吸道内的积水和脏物。患者采取平卧、头偏向一侧的姿势，摘下义齿，舌后坠者准备舌钳，在患者呕吐时帮助其侧卧或抬起上身。

（2）密切观察体温、脉搏、呼吸变化，若体温＞38.5℃，应及时向医师汇报并进行物理降温治疗。

（3）在医生的指导下使用抗菌药物。

（4）通过听患者肺部呼吸音，观察患者的呼吸情况。若发现有湿啰音，则氧气湿化瓶内置 30％～50％乙醇，及时抽痰。

（5）保持房间的干净整洁，注意保暖，适当通风。

（四）重点沟通内容

1. 交流

"您好，现在感觉怎样，哪里不舒服？"

"您有没有胸口疼痛、视物模糊、咳嗽的症状？"

"您知道发生了什么事吗？"

2. 非语言沟通

（1）对患者的生命体征、意识、瞳孔进行严密的监测。

（2）观察患者有无发绀或面部肿胀。

（3）注意患者的精神状况，观察其是否出现烦躁、抽搐、昏迷等症状。

（4）观察患者口腔及鼻腔内是否有淤泥、杂草，以及头部、颈部是否有损伤。

（5）血尿常规、电解质、心电图、胸部 X 线及动脉血气检查。

（6）记录进出水量，并进行体温监测。

（五）健康指导

（1）教导患者关于溺水的紧急处理方法。

（2）做好患者的心理辅导，引导患者自我宣泄负面情绪，保护其隐私。

第五章

常见急危重症护理

第一节　心搏骤停

心搏骤停（suddee cardiac arrest，SCA）是指由多种原因引起心脏泵血功能突然停止。一旦发生，将立即导致脑和其他脏器血液供给中断，组织严重缺氧和代谢障碍。对心搏骤停者，立即采取恢复有效循环、呼吸和大脑功能的一系列抢救措施，称为心肺脑复苏（cardiopulmonary cerebral resuscitation，CPCR）。

一、准确、及时判断

实施心肺脑复苏前必须准确、及时地判断患者有无突发意识丧失，有无自主呼吸，有无大动脉（颈动脉或股动脉）搏动消失。

二、紧急处理措施

（一）人工循环

立即进行胸外心脏按压，按压部位在胸骨中下 1/3 交界处，按压频率为至少 100 次/分，按压深度成人至少为 5cm，婴儿和儿童至少为胸部前后径的 1/3（婴儿大约为 4cm，儿童大约为 5cm），并让一人通知医生，如为目击者立即拳击心前区 1～2 次，再行胸外心脏按压。

（二）畅通气道、人工呼吸

畅通气道是实施人工呼吸的首要条件。面罩球囊控制呼吸，连接氧气，如有条件者立即气管插管，进行加压给氧，无条件时应行口对口人工呼吸。

（三）迅速建立两条静脉通道

一般首选上腔静脉系统给药，如肘静脉、锁骨下静脉、颈外静脉或颈内静脉，以便药物尽快起效。

（四）心电监护

观察抢救效果，必要时除颤起搏。

（五）脑复苏

头部置冰帽，体表大血管处，如颈、腹股沟、腋下置冰袋；同时应用脑复苏药物，如冬眠药物、脱水药及能量合剂。

（六）纠正酸中毒

可选用碳酸氢钠注射液。

三、病情观察

（一）观察患者的通气效果

保持呼吸道通畅，吸氧，必要时行气管插管和使用人工呼吸机。使用呼吸机通气的患者每小时吸痰 1 次，每次吸痰时间不超过 15 秒，同时定时进行血气分析，根据结果调节呼吸机参数。

（二）观察循环复苏效果

观察有无窦性心律，心搏的频率、节律，心律失常的类型及心脏对复苏药物的反应；观察血压的变化，随时调整升压药，在保持血容量的基础上，使血压维持在正常高水平，以保证心、脑、肾组织的血供；密切观察瞳孔的大小及对光反射、角膜反射、吞咽反射和肢体活动等；密切观察皮肤的色泽、温度。

（三）观察重要脏器的功能

留置导尿管，观察尿量、颜色、性状，定时监测尿素氮、肌酐等，保护肾功能。

（四）复苏有效指征

面色、口唇由发绀转为红润；自主呼吸恢复；能触及大动脉搏动，肱动脉收缩压≥60mmHg（8kPa）；瞳孔由大变小；有眼球活动或睫毛反射、瞳孔对光反射出现。

（五）复苏终止指征

（1）脑死亡：对任何刺激无反应；自主呼吸停止；脑干反射全部消失（瞳孔对光反射、角膜反射、吞咽反射、睫毛反射）；脑电活动消失。

（2）心脏停搏至开始心肺脑复苏的时间超过 30 分钟，又坚持心肺脑复苏 30 分钟以上，无任何反应，心电图示波屏上呈一条直线。

四、一般护理

（1）预防感染，严格遵守各项无菌操作，做好口腔护理、皮肤护理、眼部护理等。

（2）准确记录 24 小时出入液量，维持电解质酸碱平衡，防止并发症发生。

（3）备好各种抢救仪器及药品，防止再次发生心搏骤停。

第二节　休　克

一、心源性休克

凡是能严重地影响心脏排血功能，使心排血量急剧降低的原因，都可引起心源性休克。例如，大范围心肌梗死、弥漫性心肌炎、急性心脏压塞、肺动脉栓塞、严重心律失常以及各种严重心脏病晚期，以心肌梗死最为常见。其主要特点：①由于心泵衰竭，心排血量急剧减少，血压降低。②交感神经兴奋和儿茶酚胺增多，小动脉、微动脉收缩，外周阻力增加，致使心脏后负荷加重。③交感神经兴奋，静脉收缩，回心血量增加，致中心静脉压（central venous pressure，CVP）和心室舒张期末容量和压力升高。④较早地出现较为严重的肺淤血和肺水肿，这些变化又进一步加重心脏的负担和缺氧，促使心泵衰竭。

（1）绝对卧床休息，根据病情给予休克体位。如发生心搏骤停，则按心搏骤停抢救。

（2）严密观察病情，注意神志变化，有无皮肤湿冷、花斑、发绀、心前区疼痛等。每 15～30 分钟测量 1 次血压、脉搏及呼吸，测量脉搏时间为 30 秒，当脉搏不规则时连续测 1 分钟，注意心律、心率、CVP 的变化及每小时尿量，做好记录，及时告知医生。

（3）给予氧气吸入，流量2～4L/min，必要时监测血气分析。

（4）建立静脉通道，按医嘱应用血管活性药物，注意调节药物浓度、滴速，使收缩压维持在90～100mmHg水平，注意输液通畅，防止药物外渗。

（5）注意保暖，避免受凉，保暖以加盖棉被为宜，不宜使用热水袋，以防烫伤。按时翻身，做好口腔及皮肤护理，预防压疮。

（6）关心体贴患者，做好健康教育及心理护理。

二、失血性休克

失血性休克属于低血容量性休克，多见于急性、速度较快的失血。失血性休克使机体有效循环急剧减少，而引起全身组织血液灌注不足，使多器官功能受到损害，导致组织缺血缺氧、代谢障碍和神经功能紊乱等。其病情凶险、变化快，极易导致患者死亡。

（1）立即建立1～2条静脉输液通道，保证输血、输液通畅。

（2）抽血做交叉配血试验，准备输血并按医嘱准备平衡液、碳酸氢钠等。

（3）妥善安排输注液体的先后顺序：在尚未配好新鲜血时输注平衡液，1小时内输液应在1500～2000mL，晶体与胶体比例为（2.5～3）：1。必要时采取加压输液方法，大量快速输液时注意监测CVP，防止急性左心衰竭发生。

（4）配合病因治疗的护理：创伤引起大出血和（或）有手术适应证的内脏出血者，应尽快争取手术止血，做好术前准备的护理。胃-食管静脉曲线破裂大出血者，应尽快使用三腔双囊管压迫止血。

（5）病情观察。

① 监测血压、脉搏、呼吸，每15～30分钟监测1次并记录，注意体温变化，同时应观察神志、皮肤色泽和肢体温度，记录尿量，监测CVP。

② 根据尿量、CVP、血压、心率、皮肤弹性判断患者的休克程度。若CVP低、血压低、心率快、皮肤弹性差、尿量少则提示血容量不足，应给予补液、输血；若CVP高、血压低、心率快、尿量少，提示心功能不全，应给予强心、利尿。若心率快、尿量少、CVP及血压波动正常可用冲击实验。方法：成人快速输注300mL液体，若尿量增多、CVP不变可考虑为血容量不足；若尿量不见增多、CVP升高达$20cmH_2O$可考虑为心功能不全。

（6）采取平卧位，以利脑部血液供应；或将上身和下肢适当抬高10°～30°，以利呼吸和下肢静脉回流，保持患者安静，减少搬动。

（7）保持呼吸道通畅，吸氧流量6～8L/min，必要时床边紧急气管插管或气管切开，给予呼吸机辅助通气。

（8）输注血管活性药物的注意事项。

① 滴速必须均匀，避免血压急骤上升或下降，如无医嘱不可中断，每15～

30 分钟测血压、脉搏和呼吸 1 次，详细记录。

② 血管扩张药物必须在补充血容量充足的前提下应用，否则可导致血压急剧下降。

③ 患者在四肢厥冷、脉微细和尿量少的情况下，不能使用血管收缩药来提高血压，以防止引起急性肾衰竭。

④ 血管收缩药和血管扩张药可按医嘱合用，以调节血管张力并有强心作用。

（9）防止继发感染：严格执行无菌操作。保持皮肤清洁干燥，定时翻身，防止压疮发生。定时叩背、吸痰，防止肺部感染。更换各引流袋及尿袋，每日擦洗会阴两次。

（10）密切观察急性肾衰竭、呼吸窘迫综合征、酸中毒等并发症，施行相应护理。

（11）营养补充：对不能进食者，给予鼻饲含高蛋白、高维生素的流质饮食，供给足够热量，提高机体抵抗力，但要警惕消化道出血。

三、感染性休克

感染性休克是由于感染导致有效循环容量不足、组织器官微循环灌注急剧减少的急性循环功能衰竭综合征。感染性休克的患者多具有全身炎症反应综合征（SIRS）：①体温＞38℃或＜36℃。②心率＞90 次/分。③呼吸急促＞20 次/分或过度通气，动脉血二氧化碳分压＜32mmHg。④白细胞计数＞12×10^9/L 或＜4×10^9/L，或未成熟白细胞＞10%。

（1）严密观察患者的神志、生命体征。感染性休克患者表现为过度兴奋、躁动、嗜睡、定向力异常及异常的欣快，要注意患者的意识和对人、时间、地点的定向力。每 15～30 分钟测量脉搏、血压、呼吸 1 次，观察呼吸频率、节律和用力程度、胸廓运动的对称性，并做好记录，发现异常及时通知医生处理。

（2）改善微循环：迅速建立两条静脉通道，给予扩容、纠酸、抗休克等治疗。输液滴数宜先快后慢，用量宜先多后少，尽快改善微循环，逆转休克状态。

（3）给予氧气吸入 3～4L/min，并加盖棉被或应用热水袋保温，改善末梢循环，热水袋温度 50～60℃，避免过热引起烫伤。

（4）保持呼吸道通畅，使用呼吸机通气者，每 30～60 分钟吸痰 1 次。

（5）认真记录 24 小时尿量。尿量能正确反映肾脏微循环血液灌流情况，若每小时尿量持续＜30mL，提示有休克；如无尿＞12 小时，血压正常，提示可能发生急性肾衰竭。出现异常及时通知医生对症处理。

（6）加强皮肤护理：保持皮肤清洁、干燥，每 2 小时翻身 1 次，预防压疮；每日口腔护理、会阴冲洗 2 次，防止感染。

（7）加强营养：给予高蛋白、高热量、高维生素饮食，增强患者的抵抗力。

（8）做好心理护理，消除患者的恐惧心理，使其积极配合治疗、护理。

四、过敏性休克

特异性过敏原作用于致敏个体而产生的免疫球蛋白 E（IgE）介导的严重的以急性周围循环灌注不足及呼吸功能障碍为主的全身性速发变态反应所致的休克称为过敏性休克。人体对某些药物或化学物质、生物制品等的过敏反应，致敏原和抗体作用于致敏细胞，释放出血管活性物质可引起外周血管扩张、毛细血管床扩大、血浆渗出，血容量相对不足，加之过敏常致喉头水肿、支气管痉挛等使胸内压力增高，致使回心血量减少，心排血量降低。

（1）立即停药，就地抢救，患者取平卧位。

（2）立即皮下注射 0.1% 盐酸肾上腺素 0.5~1mL，小儿酌减。

（3）根据医嘱给予地塞米松 5~10mg 加入 50% 葡萄糖溶液 40mL 静脉注射；氢化可的松 100~200mg 加入 10% 葡萄糖液 250mL 静脉滴注。

（4）氧气吸入 4~6L/min，保暖。

（5）保持呼吸道通畅，有喉头水肿呼吸抑制时，遵医嘱给予呼吸兴奋药。必要时可做气管插管或气管切开。

（6）肌内注射抗组胺类药物：异丙嗪（非那根）、苯海拉明等。

（7）密切观察病情，及时测量生命体征并采取相应的措施。

（8）心搏骤停时，按心肺脑复苏抢救程序进行抢救。

第三节　水、电解质及酸碱失衡护理常规

一、高钾血症

高钾血症是指血清钾浓度＞5.5mmol/L 的一种病理生理状态，此时的体内钾总量可增多（钾过多）。

（一）一般护理

（1）绝对卧床休息，保持环境安静，限制探视。

（2）正确留取血、尿标本，及时送检。

（二）病情观察

（1）持续动态心电监测，每 1~2 小时测量生命体征变化。

（2）持续给氧 2～4L/min，保持呼吸道通畅，若患者昏迷，将头侧向一边，防止因呕吐误吸导致窒息。

（3）准确记录 24 小时出入液量，注意观察病情并听取患者主诉。

（4）严密监测血清钾浓度、肾功能、尿渗透压等。

（5）对需紧急血液透析患者，迅速建立血液透析的血管通路，密切观察生命体征的变化。

（三）对症护理

（1）对心血管系统的影响：熟练掌握心电图知识，如发现异常，应立即抽静脉血做血钾测定，如结果显示为高血钾，应立即通知医生进行处理。

（2）对肾功能良好者，应鼓励患者大量饮水，帮助钾从尿中排出。

（四）健康指导

嘱患者严格控制饮食，禁食或少食含钾高的水果、蔬菜，如香蕉、甜橙、马铃薯、大枣、香菇、紫菜等。

（五）心理护理

解除患者的紧张、恐惧、焦虑等消极情绪，给患者及其家属讲解高钾血症发生的原因，提供详细的预防处理措施。

二、低钾血症

低钾血症是指血清钾浓度<3.5mmol/L 的一种病理生理状态。造成低钾血症的主要原因是机体总钾量丢失，称为钾缺乏。

（一）一般护理

（1）保持环境安静、整洁，限制探视，减少干扰。

（2）症状明显者应绝对卧床休息，因低钾时心肌内膜处于轻度极化状态，下床活动易导致心律失常，有发生心搏骤停的危险。

（3）鼓励患者进食高钾食物，如橘子、香蕉、豆类、干果类、香菇、海带等，避免进食大量清水、高糖及油腻食物，并注意饮食卫生，防止食物不洁引起腹泻而加重病情。

（4）加强基础护理，预防并发症。

（二）病情观察

（1）严密观察患者生命体征，每 1～2 小时测量 1 次，进行动态心电监测。

（2）持续氧气吸入 3～4L/min，保持呼吸道通畅。

（3）监测 24 小时出入液量，准确记录每小时尿量，为进一步补钾提供依据。

（4）密切监测血电解质、肾功能及尿渗透压。

（三）对症护理

（1）对循环系统的影响：应准确识别心电图变化，动态监测血钾指标，早期发现后通知医生及时处理，以免延误病情。

（2）对神经肌肉系统的影响：严密观察患者神志及全身状况，一旦发现患者存在呼吸肌麻痹、呼吸困难、窒息及神志方面的改变后要及时处理，防止病情进一步恶化。

（四）用药护理

补钾过程中注意监测肾功能和尿量，每小时尿量为 30～40mL 时，补钾较安全。补钾途径有口服补钾、鼻饲补钾、静脉补钾。为减少口服补钾的胃肠道反应，宜将 10%氯化钾稀释于果汁或牛奶中服用。静脉补钾速度以每小时 20～40mmol/L 为宜，浓度以 1.5～3.0g/L 为宜。

（五）心理护理

当患者出现紧张、情绪激动时，应向其讲明疾病原因及转归预后，根据具体情况选择适宜方式分散其注意力，使之保持良好的心态配合治疗及护理。

三、代谢性酸中毒

代谢性酸中毒是最常见的一种酸碱平衡紊乱，是指以碳酸氢根血浓度下降为原发改变而引起的一系列病理生理过程。代谢性酸中毒主要由机体产酸过多、排酸障碍和碱性物质损失过多等原因所致。

（一）一般护理

（1）保持环境安静，减少不必要的刺激。

（2）患者取平卧位，注意保暖。

（3）给予患者易消化、富于营养的食物，少量多餐，如糖尿病患者应根据标准体重、身高、活动强度及营养状况计算每日所需热量，合理调配饮食。

（4）加强口腔及皮肤的护理，防治并发症。

（二）病情观察

（1）每 1～2 小时测量生命体征，尤其是呼吸及神志的变化，并详细记录。

（2）根据医嘱严密监测血气分析及血电解质的变化，为疾病的进一步诊治提供依据。

（3）保持呼吸道通畅，持续氧气吸入，头偏向一侧，防止因呕吐而导致误吸。

（4）严密监测出入液量，并记录每小时尿量。

（5）及时送检各种血、尿标本。

（三）对症护理

（1）对呼吸及神经系统的影响：密切观察患者的呼吸改变及神志变化。及时处理，防止疾病进一步恶化。

（2）对其他脏器功能的影响：心力衰竭时要严格限制补液量和补液速度，消化系统功能紊乱的患者不可采用口服补碱，可选择静脉用药，防止胃肠道症状进一步加重。

（3）纠正水、电解质和酸碱失衡：轻度患者只需补液纠正缺水，就可纠正酸中毒。严重的代谢性酸中毒可输注等渗的碳酸氢钠或乳酸钠，以补充碱的不足，使用碳酸氢钠等碱性药物时，应使用单独通道，速度不宜过快，以免引起反应性碱中毒，加重缺氧，甚至引起脑水肿。一旦酸中毒纠正后应遵医嘱使用钙剂，以免发生手足抽搐。

（四）健康指导

代谢性酸中毒常常是由原发病引起的，如糖尿病、严重脱水、循环衰竭，病因治疗尤为重要，应首先帮助患者树立战胜疾病的信心，避免精神创伤及过度疲劳，帮助其掌握有关疾病治疗的知识。

四、代谢性碱中毒

代谢性碱中毒是指原发的血浆碳酸氢根浓度升高而引起的一系列病理生理过程。临床常见的原因包括大量丢失胃液、严重低血钾或低血氯、库欣综合征等致肾脏丢失氢离子，以及输注过多碱性物质等。

（一）一般护理

（1）保持病室安静、整洁，指导患者卧床休息。

（2）给予患者营养丰富易消化的饮食，如不能进食者可由鼻饲管注入，保证营养的供给充分。

（3）加强口腔及皮肤的护理，预防并发症。

（二）病情观察

（1）严密监测血气分析和电解质变化，正确采集血标本，及时送检。

（2）保持呼吸道通畅：鼓励患者做深呼吸，头偏向一侧，有利于呼吸道分泌物的排出，防止窒息。

（3）密切注意 24 小时出入液量，并记录每小时尿量。

（4）重点观察患者呼吸、心率、尿量、肌张力、神经精神状态。

（三）纠正水、电解质紊乱及酸碱失衡

对以低氯为主的代谢性碱中毒可静脉滴注生理盐水和氯化钾，同时补充精氨酸。静脉滴注精氨酸时，速度不宜过快，否则会引起沿静脉走行疼痛，局部发红，并引起面部潮红、流涎、呕吐等不良反应。对顽固性低钾应考虑低镁的可能。

（四）心理护理

消除患者恐惧心理，使他们处于接受治疗的最佳身心状态。

第四节　多器官功能障碍综合征

多器官功能障碍综合征（multiple organ dysfunction score，MODS）指机体在遭受急性严重感染、严重创伤、大面积烧伤等突然打击后，同时或先后出现两个或两个以上器官功能障碍，以致在无干预的情况下不能维持内环境稳定的综合征。

一、一般护理

（1）将患者安置在抢救病室，实行 24 小时专人护理。

（2）应严格执行各项无菌操作规程，对患者的分泌物及排泄物进行必要的消毒处理，以免发生继发性感染。

（3）饮食护理：患者处于高分解代谢状态，应保证患者足够的能量摄入，从而增强患者抵抗疾病的能力。

（4）加强基础护理，预防各种并发症。

二、病情观察

(一) 严密监测神志及瞳孔变化

每 2 小时观察 1 次。

(二) 密切监测心率、血压、呼吸、体温、血氧饱和度变化

每 30～60 分钟监测 1 次。

(三) CVP

CVP 是反映血容量的一个重要指标，$CVP<5cmH_2O$ 为低压，应补充血容量；$CVP>15cmH_2O$ 时输液应慎重，并密切注意心功能改变。

(四) 肺动脉漂浮导管监测

了解心功能的各项参数并进行动态分析。

(1) 密切观察各连接处是否紧密、固定稳妥，防止管道脱开出血。

(2) 测压期间严防导管堵塞或肺动脉血栓形成，注意心内压力图形的改变，保持心导管通畅。

(3) 观察置管肢体末梢循环情况，皮肤温度、色泽及微血管充盈情况，若有异常应及时报告医生处理。

(五) 严密观察出入液量

患有肾功能障碍时，患者的饮食及进水量、输注的液体量、呕吐物及大小便均应正确记录。严格控制出入液量，并注意观察尿液的颜色、比重，注意有无血尿。

三、对症护理

(一) 呼吸功能障碍

患者应卧床休息，对烦躁者应予四肢保护性约束，慎用镇静药，禁用吗啡类药物；对呼吸骤停者，应立即行人工呼吸或气管插管辅助呼吸；对清醒患者，应鼓励排痰或体位引流，同时配合胸背叩击促进排痰。

(二) 心功能障碍

患者应绝对卧床，根据病情可取半卧位或坐位，两腿下垂可减少回心血量，

连续心电监护，必要时行血流动力学监测。监测血电解质，尤其是血钾，以防高血钾引起心律失常或心脏停搏，做好心肺脑复苏的准备。

（三）肾功能障碍

观察尿液颜色及比重，出现少尿或无尿时，应及时通知医生处理。留置导尿管者，应用 1/5000 呋喃西林液冲洗膀胱，防止逆行感染，对需透析治疗者，应做好透析护理。

（四）肝功能障碍

限制蛋白质摄入量，保持大便通畅，观察患者意识改变及黄疸情况，以判断病情的变化，避免使用损害肝脏的药物，定时监测血氨等变化，以防肝昏迷发生。

（五）脑功能障碍

对昏迷者，应加床栏防止坠床，取下义齿，如意识障碍加重、两侧瞳孔不等大、呼吸浅慢或暂停，提示发生脑疝时，应及时行脱水治疗，并酌情用冰帽以保护脑细胞。

（六）胃肠功能障碍

待患者肠鸣音恢复后进流质或无渣、无刺激性半流质饮食，出现食物反流或腹泻时，应暂时禁食并留取标本化验，注意观察有无头晕、心悸、冷汗、脉率加快及血压下降等急性消化道大出血征象。

（七）凝血功能障碍

出现少量鼻出血时，可行填塞鼻腔止血；牙龈出血时，可用过氧化氢漱口。

四、心理护理

患者因病情危重，常有复杂的心理反应，应及时了解患者的心理状态，及时做好心理护理，以消除顾虑，树立战胜疾病的信心。

第五节　弥散性血管内凝血

弥散性血管内凝血（disseminated intravascular coagulation，DIC）是一种发生在许多疾病基础上，由致病因素激活凝血及纤溶系统，导致全身微血栓形成，凝血因子大量消耗并继发纤溶亢进，引起全身出血及微循环衰竭的临床综合征。

一、一般护理

（1）绝对卧床休息，保持病室环境安静、清洁。

（2）置患者于休克体位，分别抬高头、足 30°，以利回心血量及呼吸功能的改善。

（3）给予高营养、高蛋白质、高维生素的易消化半流质或流质饮食。对有消化道出血者，应酌情进冷流质饮食或暂时禁食，避免粗硬食物刺激胃黏膜；对昏迷者，给予鼻饲。

（4）正确采集血标本，协助实验室检查以判断病情变化和治疗效果。

（5）加强危重患者基础护理，特别是口腔及皮肤护理，防止并发症。

二、病情观察

（1）严密观察患者血压、脉搏、呼吸及意识变化，每小时 1 次。

（2）密切观察皮肤及甲床色泽、温度，每 2 小时 1 次。

（3）观察有无 DIC 的出血表现，特别是皮肤黏膜、口腔、鼻腔、消化道、呼吸道、泌尿道、阴道等部位的出血，以及出血而不凝的现象。应详细记录出血量。

（4）监测血小板、凝血酶原时间、硫酸鱼精蛋白副凝试验（3P 试验）等，若有异常，及时报告医生。

（5）准确记录 24 小时出入液量，尤其是记录每小时尿量的变化。

三、对症护理

（一）肝素疗法的护理

（1）滴注肝素的剂量，应根据实验室结果和患者的临床情况而定。肝肾衰竭的患者应改变剂量。

（2）严密监测凝血、凝血酶原时间，每小时 1 次。

（二）出血的预防和护理

（1）保持皮肤清洁，避免搔抓、碰撞。

（2）尽量减少创伤性检查和治疗。

（3）在静脉注射时，止血带不宜扎得过紧，力争一针见血，操作后用干棉球压迫穿刺部位 5 分钟。尽量避免肌内注射。

（4）保持鼻腔湿润，防止鼻出血。

（三）微循环衰竭的护理

（1）保持呼吸道通畅，持续吸氧，以改善缺氧症状。

（2）密切注意皮肤、甲床等处的微循环变化，观察尿量、尿色变化。若有明显少尿、无尿和（或）意识障碍、抽搐，应警惕存在肾栓塞和（或）脑栓塞，及时通知医生。

（3）按医嘱给药，纠正酸中毒，维持水、电解质平衡，维持血压。

（4）做好各项基础护理，预防并发症。

（5）严密观察病情变化，若有重要脏器功能衰竭时应做好相关护理，详细记录。

四、健康指导

根据病因或原发性疾病做相关指导，促进患者早期康复。

第六章

常见内科疾病护理

第一节　内科疾病一般护理常规

一、病情观察要点

（1）对患者生命体征、意识、瞳孔、尿量等进行监测。

（2）对患者的饮食及皮肤进行观测。

（3）对患者既往睡眠时间、睡眠习惯进行评估。

（4）对患者夜间睡眠时间、程度进行观察并记录。

（5）与患者谈话，了解其是否了解并正确对待病情。

（6）关注患者的精神状况。

（7）对患者的活动耐受程度进行评估，并对其心肺功能进行评估。

（8）对所用药物的效果及不良反应进行观察和记录。

二、主要护理问题及相关因素

（1）焦虑：与疾病反复发作，治疗效果差，以及周围环境的变化相关。

（2）睡眠形态紊乱：与疾病和环境变化相关。

（3）活动无耐力：与卧床、组织缺氧及代谢率增高相关。

（4）缺乏知识：缺乏对疾病的认识和指导。

三、主要护理问题的护理措施

1. 焦虑

（1）将病区和病房的情况介绍给患者，并对患者介绍其需要的诊治与护理，以解除患者的紧张感。

（2）为患者创造一个安静、温馨的空间，温柔、耐心地对患者进行治疗和交谈。

（3）在进行各种检查、治疗和护理之前，要对患者进行解释和引导，以获得患者的配合。

（4）关心和体贴患者，与患者进行良好的沟通交流，掌握患者的精神状况。

（5）理解患者的情绪，与患者共同探讨其焦虑的成因和症状，并对其焦虑进行评估。

（6）引导患者进行放松治疗，例如深呼吸、放松全身肌肉、听音乐等。

（7）对患者就其病情进行详细说明，明确、有效、积极地解答患者的问题，以解除他们精神上的压力和担忧。

2. 睡眠形态紊乱

（1）对患者的日常生活方式进行观测，并对影响其睡眠的因素进行分析。

（2）为患者创造一个良好的睡眠环境，要保持室内的宁静，不能吵闹，并关门、拉上窗帘。

（3）引导患者学习睡眠方法，如在睡觉前泡脚、听音乐、看书报等。

（4）尽量使患者得到符合其睡眠习惯的环境。

（5）护理和治疗工作应根据患者的作息安排，使患者的睡眠受到最低程度的影响。

3. 活动无耐力

（1）观察患者活动前后的血压、脉搏和呼吸情况。

（2）保证患者足够的睡眠与休息，保证患者处在安静的环境中。

（3）将物品放在便于患者使用和存放的位置。

（4）加强对患者的日常护理。

（5）为提高患者身体素质，应鼓励其进食。

（6）和患者一起制订一个不会让患者感到疲劳的运动方案。

4. 缺少知识

（1）按照患者的知识水平和理解水平，解释其所患疾病的发病机制、发展及预后。

（2）介绍不同药物的功效和副作用，让患者了解药物使用的相关知识。

（3）说明按时服用药物的重要意义。

（4）引导患者养成良好的生活方式，注意饮食的调整。

四、重点沟通内容

1. 交流

"您昨晚有没有休息好？"

"您早上起来感觉精神好吗？"

"您现在胃口好吗？"

"您解小便的状况怎样，昨天晚上到现在解了多少次？"

"您解大便的状况怎样？"

"您有没有觉得头晕、心慌？"

"您有没有觉得自己发热了？"

"您现在有没有觉得出了一身汗？"

"您运动后有没有呼吸困难的感觉？"

"您现在心情好吗？"

"您对您的病情有什么了解？"

"您了解这些药各起什么作用吗？"

"吃完这些药，您觉得怎么样？有哪里不舒服吗？"

2. 非语言沟通

（1）对患者的情况进行严密的监测。

（2）协助患者检查、化验等工作。

（3）对病患进行日常护理。

五、健康指导

（1）引导患者正确认识疾病的发生发展过程，并在有需要的时候进行家庭康复治疗。

（2）改进生活环境，减少去空气不流通、人群密集的公共场合的次数。

（3）对上呼吸道感染进行积极的防治。

（4）按照患者的情况，对患者进行适当的膳食调整，关注其口腔卫生。

（5）引导患者戒烟戒酒，改变不良的生活方式。

（6）劝说患者注意劳逸结合，多运动，保持情绪平稳。

第二节　呼吸内科疾病护理

一、急性气管—支气管炎护理常规

（一）病情观察要点

（1）对患者的各项生命体征进行监控，特别关注体温和呼吸的变化。

（2）对患者是否有鼻塞、流涕、咽痛、嗓音嘶哑等症状进行观测；观察其是否出现急性上呼吸道感染。

（3）观察咳嗽的性质、时间和节奏、音色，痰的性质和量等患者咳嗽、咳痰的情况。

（二）主要护理问题及相关因素

（1）清理呼吸道效果不佳：与呼吸道感染、痰液过于黏稠等因素相关。

（2）睡眠形态紊乱：与咳嗽、痰多、环境刺激有关。

（3）发热：与呼吸系统炎症相关。

（三）主要护理问题的护理措施

1. 清理呼吸道效果不佳

（1）对患者如何有效咳嗽、咳痰进行引导；痰液较多的患者可以在医生的指导下进行 2～3 次/天、15～20min/次的雾化吸入，定时翻身、叩背、清理痰液。

（2）按医生要求，采集患者的痰液进行化验和药敏试验，按药敏结果使用合适的消炎药物。

（3）告知患者减少病菌传播的方法，如在咳嗽时应轻轻掩口，把痰液咳在纸巾或痰杯中，消毒后再扔掉。

（4）鼓励患者多喝水（参考饮水量：1500～2500mL/24h），保持充足的液体入量，以便将痰稀释并顺畅地排出。

（5）保证病房内的空气流通、室内温度和湿度应适宜。

（6）氧疗法：间断吸入氧气，以 1～2L/min 的氧流量为宜，氧浓度 24%～30%。

2. 睡眠障碍

（1）保证病房内的环境安静，为患者创造良好的睡眠条件。

（2）鼓励患者采用适宜的入睡体位、睡前按摩、热水泡脚等助眠方法，以提高患者的睡眠质量；告知患者睡觉之前不要喝刺激性的饮品，如茶、咖啡等。

（3）合理安排护理和治疗的时间，使患者的睡眠受到最小的影响。

（4）缓解咳嗽、咳痰的症状，如有需要，可在睡觉前按照医生的要求服用药物，以减轻咳嗽对患者睡眠的影响。

（5）改善缺氧的状况，以 1～2L/min 连续低流量吸入氧气。

3. 发热

（1）密切观察和记录温度的改变情况。

（2）严格按照医生的要求进行治疗，并对其降温效果、体温变化情况进行观察和记录。

（3）建议患者多躺在床上休息，活动量需减少。

（4）要求患者多喝水（参考饮水量：3000mL/24h），给予高热量、高蛋白流食的或半流食，要求患者饮食清淡易消化。

（5）帮助患者进行口腔清洁，并建议患者多漱口，在嘴唇干裂时使用护唇膏。

（6）保证病房内的空气新鲜、流通。

（7）出汗后要嘱咐患者尽快更换衣服，并且要做好保温工作。

（四）重点沟通内容

1. 交流

"您昨天晚上休息得怎么样，有咳嗽吗？"

"您每天晚上醒了多少次？"

"您的咳嗽是咳出痰还是干咳呢？"

"是否可以让我检查一下您咳出来的痰？"

"您每天多少次咳出痰？"

"嗓子疼不疼？"

"您有没有觉得冷、发热、浑身无力的症状？"

2. 非语言沟通

（1）对患者的患病情况进行严密的监测。

（2）对患者进行痰标本和血液标本的采集。

（五）健康指导

（1）要使患者对病情有清楚的认知，要求患者多休息、多运动、劳逸结合、防止感冒。

（2）要注意补充充足的水分，选择高蛋白、高维生素、清淡易消化的食物。

（3）指导患者正确服药：说明药物名称、作用、剂量、使用方法和注意事项。

（4）保证房间里的通风，避免受寒，减少到人员聚集的地方的次数。

（5）如果咳嗽、咳痰等病情加重，要立即就医。

二、原发性支气管肺癌护理常规

（一）病情观察要点

（1）对患者的生命体征进行监测，并对其是否咳嗽、咯血、呼吸困难、喘鸣、体重下降、发热等症状进行观察。

(2) 观察疼痛的部位、性质、程度。

(3) 对患者有没有出现肿瘤转移的症状进行监测，如观察患者有没有出现声音嘶哑、上腔静脉压迫综合征、黄疸、腹水、皮肤结节等表现。

(4) 对患者的皮肤状况进行评估。

(5) 关注患者的精神状况。

(6) 对化疗药物的临床效果和不良反应进行观察。

(二) 主要护理问题及相关因素

(1) 恐惧：与确诊肺癌、不了解治疗方案、预知治疗对身体机能有影响、面临死亡的危险有关。

(2) 气体交换受损：与肺组织破坏、气体交换面积减小有关。

(3) 疼痛：与癌细胞浸润、肿瘤压迫或转移有关。

(4) 营养不良——低于身体需求量：与肿瘤引起的机体过度消耗、食管压迫导致的吞咽困难、化疗引起的食欲下降、摄入不足等因素相关。

(5) 潜在的并发症：与化疗药物的不良反应有关。

(6) 皮肤完整性受损的风险：与放射治疗（即放疗）对皮肤组织的损害或长时间卧床造成的局部循环障碍有关。

(三) 主要护理问题的护理措施

1. 恐惧

(1) 评估患者的精神状况、对诊断和治疗的认识，观察患者的支持力量和患者是否恐惧。

(2) 多与患者沟通，鼓励患者表达自身感受与情绪，耐心聆听，尽可能回答患者的问题，并提供有用的信息。

(3) 确诊后，根据患者的心理承受力以及家属的建议，确定是否告诉患者患病的真实情况。

(4) 护理人员要通过多种途径为患者和其家人提供各种形式的心理和社会支持。

2. 交换气体的受损

(1) 对患者的缺氧程度进行评估。

(2) 对患者的生命体征进行监测，特别是对呼吸频率、呼吸节律、呼吸机的使用情况进行观察。

(3) 对动脉血气分析值的变化进行监测。

（4）使患者坐着或坐卧位躺着，以利于有效呼吸；引导患者进行缩唇腹式呼吸以增加呼气量。

（5）连续低流量吸氧，以 1～2L/min 流量进行，在氧疗过程中要确保患者有效吸氧，定期观察导管是否阻塞或脱落，并向患者说明氧疗的目的，以取得患者的合作。

（6）在医生指导下，适当使用舒张支气管类药物，如氨茶碱、β_2 受体激动药等，并观察用药后的效果。

3. 疼痛

（1）评估患者疼痛的部位、性质、程度，疼痛恶化和缓解的原因、疼痛的影响因素，疼痛持续、缓解和复发的时间等。

（2）减少引起和加剧痛苦的各种因素。

（3）在医生的指导下进行按摩、针灸等物理疗法或使用止痛药。

4. 营养不良——低于身体需求量

（1）对患者的营养状况及食物摄入量进行评估，制订合理的膳食方案。

（2）膳食管理：食物应多样，对病情严重的患者应给予喂食或鼻饲。

（3）如有需要，采用静脉高营养疗法，适当输血、血浆或清蛋白。

5. 潜在的并发症

（1）评估患者对化疗药物的不良反应及其严重程度，并对患者进行说明、安抚，以消除患者的心理负担。

（2）对患者的白细胞数量进行检测，并采取相应的隔离措施，防止感染。

（3）当患者出现恶心呕吐时，应给予适当的治疗。

（4）保持口腔卫生。

（5）要重视对静脉血管的保护与合理使用。

6. 存在损害皮肤完整性的风险

（1）皮肤评估：放射治疗的照射位置皮肤的情况及受压区的皮肤状况。

（2）受照射部位的皮肤护理：请患者不要抹除被照部位的标记；禁止在该处涂抹凡士林、酒精、碘伏，沐浴时不要使用香皂擦洗该处，也不要使用任何化妆品；建议穿着宽松、柔软的棉质衣物，避免在局部受到搔抓、挤压、日光照射或冷热刺激；如有渗出性皮炎，可以在局部涂抹鱼肝油软膏，但暴露情况下除外。

（3）对长期卧床的患者，应采取相应的预防措施，防止产生压疮。

（四）重点沟通内容

1. 交流

"您有没有感到气急？"

"您今天感觉疼痛缓解了吗?"

"您觉得身上哪个位置疼痛?"

"您的伤口在什么地方?"

"您有没有觉得恶心?"

"您有没有觉得皮肤痒?"

"您输液的手疼不疼?"

"您今天有没有咳嗽或者咯血?"

"您有没有觉得发热或者没有力气?"

"您今天吃了什么,胃口怎么样?"

2. 非语言沟通

(1) 对患者的情况进行严密的监测。

(2) 帮助患者进行各项检查,如胸腔穿刺、影像学检查等。

(3) 对接受化学治疗的患者进行日常生活护理。

(五) 健康指导

(1) 加强对患者和其家人的心理辅导,提高患者的自信心和生活质量。

(2) 鼓励患者戒烟,并注意避免被动吸烟。

(3) 加强对患者工作和居住环境的保护,保持空气清新。

(4) 加强饮食的营养,安排合理的休息时间。

(5) 增强身体的抵抗力,预防呼吸道疾病。

(6) 按照医生的指示服药,并坚持治疗,定期进行复查。

(7) 如有呼吸困难或疼痛加剧且不能缓解的情况,应该及时就医。

(8) PICC 置管患者应定期到医院进行保养和更换药物。

三、慢性阻塞性肺疾病护理常规

(一) 病情观察要点

(1) 观察咳嗽、咳痰、喘息的发病原因及症状,特别关注痰液的性质和量。

(2) 对患者的面色、口唇及甲床进行观察,观察患者是否缺氧。

(3) 对患者的呼吸困难发作情况进行观察。

(4) 对经皮血氧饱和度、动脉血气分析、电解质进行检测。

(5) 观察消炎药、止咳化痰药、解痉平喘药的效果和不良反应。

(二) 主要护理问题及相关因素

(1) 呼吸道清理无效:与呼吸道分泌物增多、黏稠,咳嗽无力、支气管痉挛等相关。

（2）气体交换受损：与肺组织弹性降低、肺膨胀不全、残气量增多相关。

（3）睡眠障碍形态紊乱：与咳嗽、组织缺氧、环境刺激等相关。

（4）存在感染的风险：与呼吸道分泌物潴留、肺防御功能受损等相关。

（三）主要护理问题的护理措施

1. 呼吸道清理无效

（1）对患者的痰黏度进行评估。

（2）鼓励患者有效咳痰，并在需要的时候进行吸痰；对卧床患者进行定时翻身、拍背、机械辅助排痰。

（3）向患者解释排痰的意义，并引导使用正确的排痰方法：尽可能地挺直身体，慢慢地深呼吸，屏气 3～5 秒后用嘴慢慢呼出空气；做第二次深呼吸，屏气，连续 2 次用力咳嗽，从肺部深处用力咳出痰，咳嗽之后要休息。

（4）将呼吸道湿化、雾化，使气管黏膜免于因干燥而受损。

（5）根据医生的指示，使用支气管扩张药物，以减轻支气管痉挛。

2. 气体交换受损

（1）对患者的缺氧程度进行评估。

（2）对患者的生命体征进行监测，特别是对呼吸频率、呼吸节律、呼吸机的使用情况进行观察。

（3）对动脉血气分析值的变化进行监测。

（4）使患者坐着或坐卧位躺着，以利于有效呼吸；引导患者进行缩唇腹式呼吸以增加呼气量。

（5）连续低流量吸氧，以 1～2L/min 流量进行，在氧疗过程中要确保患者有效吸氧，定期观察导管是否阻塞或脱落，并向患者说明氧疗的目的，以取得患者的合作。

（6）在医生指导下，适当使用舒张支气管类药物，例如氨茶碱、β_2 受体激动药等，并观察用药后的效果。

3. 睡眠障碍形态紊乱

（1）采用适宜的入睡体位，睡前服用镇咳药、热牛奶，睡前泡脚等方式辅助睡眠。

（2）保持病房环境安静舒适，尽量减少噪声。

（3）在患者睡眠过程中，降低不必要的打扰，确保患者每天 7～8 小时的睡眠。

（4）尽可能地将能共处的患者安置在一个房间里。

（5）改善低氧状况：以 1～2L/min 的流量连续高效地吸氧。

4. 存在感染的风险

（1）鼓励患者有效咳嗽，防止痰液潴留。

（2）在有需要的情况下进行吸痰，同时要做好消毒工作，注意在无菌环境下操作，不要对呼吸道黏膜造成伤害，否则会增加感染的概率。

（3）观察痰的颜色、量和气味，以确定是否有感染。

（4）观察肺内的呼吸音，如有异常，应立即进行治疗。

（5）密切观察患者的生命体征，特别注意体温，应每隔 4～6 小时测量一次。

（6）保证病房内的空气清新，温度、湿度适宜，每天 2 次通风，避免患者着凉。

（7）鼓励吸烟者戒烟，并向他们宣传抽烟的危害。

（8）按医生的指示使用抗生素。

（9）保持口腔卫生，对患者进行口腔护理，嘱咐患者在饭后及咳痰后漱口，以防止口腔感染，降低呼吸道感染概率。

（四）重点沟通内容

1. 交流

"您昨晚的睡眠质量怎样？"

"您早上起来的时候感觉精神如何？"

"您什么时候咳嗽最严重？"

"您咳嗽时经常咳出痰吗？"

"您咳出的痰是什么样子的？"

"您起床后感觉呼吸急促吗？"

"您有没有觉得冷，有没有发热？"

"您有没有感觉到口唇和鼻腔里干燥？"

"您吃药之后有没有觉得哪里不舒服？"

"您跟我一起做一下缩唇腹式呼吸可以吗？"

2. 非语言沟通

（1）对患者的情况进行严密的监测。

（2）帮助患者进行各项检查，如血常规、血气分析、胸片等检查。

（3）帮助患者进行缩唇腹式呼吸。

（五）健康指导

（1）指导患者对慢性疾病进行认识和适应，告知其所患疾病的治疗方法。要正确地看待病情，积极进行康复治疗，鼓励患者在自己的能力范围之内进行自我护理。

（2）避免患者吸烟或吸入粉尘、刺激性气体等；要加强保暖，改变不良的生活习惯，对有条件的患者进行生活环境的改善。

（3）对严重低氧血症患者及其家属进行家庭氧疗的目的、方法和注意事项方面的指导。

（4）建议患者摄入足够的热量、蛋白质和适量的水，不要吃容易导致便秘、产气的食品，要少吃多餐。

（5）指导患者做运动及锻炼呼吸机，提高身体的免疫力。

（6）缩唇腹式呼吸：要求患者采取直立或坐姿，双手放在胸口和上腹部，用鼻子慢慢地吸气，在吸气过程中应感到腹肌松弛，胸部手保持在原来的位置以抑制胸廓的动作，腹部的手向上抬起；呼气时将口和唇收拢，状如吹口哨，胸部向前倾斜，腹部向下凹陷，感觉腹部下降，尽可能地呼气；吸气与呼气的时间比例是 1：2 或 1：3，尽可能深吸气及缓慢呼气，练习 2 次/天，10～20min/次。

（7）要在医生的指导下正确使用药品，如果出现呼吸困难、咳嗽、咳痰等症状，要及时就医。

第三节　心血管内科疾病护理

一、冠心病护理常规

（一）病情观察要点

（1）对患者是否存在发作性胸骨后疼痛，发病的前兆、诱发因素、疼痛部位、疼痛性质、疼痛持续时间、缓解方法等进行观察。

（2）观察心电图是否有 ST 段低压或升高、T 波是否倒置或低平、Q 波是否有异常深且宽的变化或心肌灌注不足的放射性核素心肌显像表现，以及是否出现心律失常、心脏增大、心力衰竭等表现。

（3）对患者的生命体征、全身症状、胃肠道症状进行观察和分析。

（4）了解患者是否有吸烟、饮酒、生活不规律、饮食结构不健康、暴饮暴食等不良生活习惯。

（二）主要护理问题及相关因素

（1）活动无耐力：与心绞痛、心肌供血耗氧失衡等相关。

（2）焦虑：与突然出现的剧烈胸部疼痛相关。

（3）缺乏知识：与不知道心绞痛的发病过程、治疗和危险因素相关。

（4）潜在的并发症——急性心肌梗死。

（三）主要护理问题的护理措施

1. 活动无耐力

（1）在疼痛发生后，立即含服硝酸甘油片，1～2L/min 流量吸入氧气，观察患者的生命体征，直至胸部疼痛减轻为止。

（2）一般不需要卧床，积极参与适宜的运动，了解心绞痛发生的原因和规律，尽量减少或避免诱发因素。

（3）在心绞痛频繁发作的情况下，按照医生的指示静脉注射硝酸甘油；心绞痛严重的情况下按照医生的指示肌内注射吗啡。

（4）当心绞痛发作时，应立即就地休息，并给予患者心理支持。

2. 焦虑

（1）保持良好的作息习惯，保持乐观的心态，同时要劳逸结合，保持良好的睡眠。

（2）对患者就其病情进行耐心地讲解，安抚、引导患者，减轻其担忧。

3. 缺少知识

（1）针对患者的生理及精神状况，进行适当的健康教育。

（2）对患者和其家属讲解体育锻炼前后休息的重要意义。

（3）鼓励患者定期运动。

（4）告知患者心绞痛的发病原理、诱发因素的防治和用药知识。

4. 急性心肌梗死的潜在并发症

（1）在急性期，必须卧床休息（协助进食、大小便等），严格监测生命体征。

（2）做好心理护理，消除患者的疑虑。

（3）按照医生的指示给予低盐、低脂肪、低胆固醇、易消化的半流体或流体饮食。

（4）吸氧，在急性期给予 5～6L/min 吸氧，在症状减轻后可以减少到 1～2L/min。

（5）密切观察患者的情况，观察患者的心绞痛、胸闷、发绀、出汗等表现，或心源性休克、心律失常、心力衰竭等并发症，同时做好记录。

（6）注意脑、肺、肾、四肢是否出现血栓症状。

（7）在 2～3 周后进行适当的运动。

（四）重点沟通内容

1. 交流

"您昨天晚上休息得怎么样？"

"您胸痛的症状是否好一些了？"

"您今天早上都吃了些什么？"

"您今天有没有做适当的活动？"

"您这几天有没有大便？"

"您有没有自备硝酸甘油？"

2. 非语言沟通

（1）注意观察患者神志、生命体征和尿量变化。

（2）检查患者的身体是否湿冷、出汗，嘴唇是否发绀，身体是否水肿。

（3）注意心电图的动态变化，确定心肌梗死的诊断、定位、确定范围，预测其发展及预后。

（4）动态观察血清心肌酶法和肌钙蛋白的测定结果，以便确诊急性心肌梗死。

（5）关注胸部正侧位片、心脏彩超、放射性核素心肌显像的结果。

（五）健康指导

（1）要求患者在运动时应以不感到疲惫、胸部不适或呼吸急促为标准。

（2）饮食要合理、清淡，避免暴饮暴食，忌高脂肪饮食，多进食粗纤维食品，保持大便畅通；戒烟、酒和刺激性饮品。

（3）向患者和家人提供有关的学习材料。

（4）向患者提供医师处方所涉及药物的相关书面教材。

（5）要求患者在发病时立即停止运动并就地休息，将随身携带的硝酸甘油片含于舌下，观察其疗效。如果疼痛没有减轻，则应该立刻向医生报告。

（6）将硝酸甘油药品存放在深色密封的玻璃瓶中，随身携带硝酸甘油以便紧急使用，留意到期后应替换药品。

二、急性心肌梗死护理常规

（一）病情观察要点

（1）对疼痛部位、先兆、性质、程度、发作时间、持续时间、随之出现的症状进行观察，同时观察服用硝酸甘油制剂能否减轻症状，有无致使疾病发作的明确诱发因素。

（2）对患者的生命体征进行观察，特别是观察有无呼吸困难、胸闷、发绀、出汗、恶心、呕吐，观察患者是否出现并发症，如心源性休克、心律不齐、心力衰竭等。24 小时内使用心电监护，密切观察心率、心律，发现心室颤动先兆或室性心律不齐，要立即向医生报告。

（3）询问是否曾有过心绞痛的发作，家族中是否有类似病症的人。

（4）了解肌钙蛋白，监测心肌酶学、血常规和血沉的变化。

（5）在使用药物的时候要注意观察扩张血管药和抗凝血药物的不良反应，比如使用硝酸盐类药物是否有头痛、血压下降等，抗凝血药要注意是否有牙龈出血、便血、皮下淤血、瘀斑等情况。

（二）主要护理问题及相关因素

（1）胸痛：与心肌缺血、缺氧、坏死相关。

（2）自理缺陷：与疼痛、活动无耐力、医疗受到限制、需要绝对卧床等相关。

（3）心脏排血不足：与心肌梗死相关。

（4）心律失常的潜在并发症。

（三）主要护理问题的护理措施

1. 胸痛

（1）卧床，在有痛感的时候必须绝对卧床休息，帮助患者满足所有的生活需求，保证周围环境安静，限制探视，减少外界因素对患者的干扰。当有强烈的疼痛感时可用吗啡或哌替啶，同时陪伴患者，以提供精神上的帮助。

（2）给予 2～4L/min 流量持续氧气吸入。

（3）持续进行心电监测，若出现心律失常，应及时记录。

（4）每隔 30 分钟到病房进行一次检查，如有需要则对患者进行重症监护，观察患者的面色、心律、呼吸、血压，并询问疼痛有无缓解。

（5）引导患者采取深呼吸、放松全身肌肉等放松的方法，说明负面情绪会增加心脏的负担和心肌的氧气消耗，对病情的控制不利。在抢救过程中要有条理，不能显得紧张、惊慌，不能使患者产生不信任、不安全感，不要当着患者的面谈论其病情。

（6）保持大便畅通，多进食粗纤维食品，在医生的指导下服用缓泻药，在排便时尽量不要用力。指导患者在床上排便，并为患者提供隐蔽的环境。

2. 自理缺陷

（1）急性期患者必须卧床。护理人员应帮助患者进行生活护理，并将呼叫器放在患者身边，一旦患者呼叫，立刻回复。

（2）为患者提供有关疾病、治疗和预后的准确资料，突出治疗效果中积极的一面，提高患者的自我照顾的能力及自信心，强调护理中医患间互相配合的重要性。

（3）在康复期间，让患者慢慢进行一部分自理活动，并在活动期间短暂休息；或者帮助患者进行活动，避免患者过于劳累。

3. 心脏排血不足

（1）尽量降低或消除增加心脏负担的原因和诱因。

（2）为患者提供安静舒适的环境，减少探视，确保患者得到充分的休息。

（3）患者采取怎样的姿势休息应视情况而定。

（4）将急救用品和药物准备充足，放在床边。

（5）输液速度需小于或等于每分钟 20～30 滴。

（6）对患者进行放松技术的指导。

4. 心律失常的潜在并发症

（1）继续进行心电监护，观察和记录患者是否出现心律失常。

（2）要求患者必须绝对卧床，保持情绪稳定。要保持环境安静，确保患者不受到任何的刺激。

（3）告知患者如出现心悸、胸闷、心前区不适、胸闷等情况，应立即向医务人员汇报。

（4）准备各种急救设备和急救药品。

（5）对输液量进行严格的控制。

（6）做好心理辅导和护理，防止患者出现情绪波动。

（四）重点沟通内容

1. 交流

"平时要注意饮食清淡，吃易消化、流质的食物，一次不能吃太多。"

"您现在是否还觉得恶心、想吐？"

"您胸口还痛吗，有心慌、胸闷、呼吸困难的症状出现吗？"

"您今天有没有解大便？您平时排泄的习惯是什么？"

"这一天的治疗后，您现在感觉怎样？"

"您现在还不能下床，需要您在床上解大小便，不要用力解大便，请您务必配合。如果您解不下，我们会帮您。"

"如果您在任何时间觉得不舒服，都请立刻告知我们。"

"您尿液的颜色与以前一样吗？如果有不一样的地方一定，要第一时间通知我们。"

2. 非语言沟通

（1）注意观察患者的生命体征、意识、瞳孔、尿量。

（2）观察患者四肢的皮肤温度、皮肤，面色、指甲的颜色、是否出汗等。

（3）对患者的心理状态进行观察。

（4）对呕吐物颜色、性状进行观察。

（5）对患者大便的硬度、性状、颜色进行观察。

（6）对患者的心电图进行观察。

（7）了解病因及先兆，告知患者应避免的诱发因素。

（8）做血常规和心肌酶学检查，关注其检查结果。

（五）健康指导

（1）饮食上要注意低盐、低脂肪、清淡，避免暴饮暴食，保持大便畅通，戒烟酒和刺激性饮品。叮嘱患者出院后仍需坚持服药，同时应观察自身有无牙龈出血、大小便颜色改变，皮肤是否出现瘀点、瘀斑。

（2）指导患者定期复查，对血压、血脂、血糖进行控制。如有不适，立即随诊。

（3）对患者进行教育，要做到情绪平稳、多休息、少劳累、睡眠充足。

（4）鼓励患者进行适当的运动。在急性期的初期应该完全卧床，在病情稳定、没有任何并发症的情况下患者可以尽早下床活动，活动量应由少到多。要避免患者因长期卧床而引起肌力下降、血液循环量下降、便秘、坠积性肺炎、压疮等并发症。

（5）心理辅导：使患者能正确地了解病情，消除患者的恐惧情绪，使患者能更好地对待疾病，并建立起战胜疾病的信心。

（6）建议患者出院后继续接受康复治疗，提倡少量、多次运动、运动过程中适当休息，从少到多逐步加大运动量。患者在上或下 2 层楼、步行 2km 内没有任何不适时，可以恢复正常性生活。

三、原发性高血压护理常规

（一）病情观察要点

（1）注意观察患者的生命体征、瞳孔、意识变化。

（2）观察患者有无恶心、呕吐、头痛、视力下降、烦躁等高血压危象、高血压脑病，以及有无冠心病、慢性肾衰竭等并发症。

（3）了解诱发患者发病的因素。

（4）询问患者是否有家族病史。

（5）在使用药物时要注意药物的不良反应，防止出现低血压。

（二）主要护理问题及相关因素

（1）心脏排血不足：与心衰相关。

（2）舒适度改变——头痛、恶心、呕吐：与小动脉痉挛相关。

（3）有可能受伤：与头晕、意识障碍、视物模糊相关。

（4）高血压危象的潜在并发症。

（三）主要护理问题的护理措施

1. 心脏排血不足

（1）保证充足的睡眠和休息。

（2）要求患者在床上静养，协助患者满足日常生活需要。

（3）降低进食疲劳，进食容易消化的食品。

（4）连续低流量给氧。

（5）输液速度应控制在每分钟 20～30 滴。

2. 舒适度改变——头痛、恶心、呕吐

（1）保持周围安静，降低噪声，防止患者头疼。

（2）使患者的姿势保持舒适，可以将床头抬起 15°～30°。

（3）改变患者姿势时动作要慢，避免直立性低血压。

（4）安抚患者，缓解患者的焦虑情绪。

（5）呕吐后立即将呕吐物清除干净，同时要让患者漱口。提醒患者不要吃油腻的食品。

3. 有可能受伤

（1）防止患者突然改变姿势，避免站立时间太久。

（2）不要在沐浴时使用过热的水或使用蒸汽浴。

（3）不要用力解大便。

（4）增加床栏，避免患者从床上跌落。对躁动者进行保护性约束，如有需要，可根据医生的指示使用镇静药。

（5）高血压患者可以在医生的指导下服用硝普钠。

4. 高血压危象的潜在并发症

（1）要求患者绝对卧床休息，将床头摇高 30°～45°，尽量少挪动患者，并引导患者慢慢调整姿势。

（2）持续吸入流量为 4～5L/min 的氧气。

（3）根据医生的指示，进行快速降压、镇静、脱水等治疗。

（4）硝普钠在应用时的注意事项：①建立单独的静脉通道，配制后立即使用，使用时应遮光。②采用输注泵，以保证稳定的输液速度，溶液在 6～8 小时后必须进行更换。如果发生低血压，应马上停止输液，告知医生并把床头放低。③当血氰化物浓度达到 3mmol/L 时，应停止使用硝普钠。

（5）调整给药速率，缓慢降低血压，在血压平稳后按医生的指示使用其他药物。

（6）在医生的指导下使用润肠通便的药物，以保证排便的通畅。

（四）重点沟通内容

1. 交流

"您昨天晚上休息得怎么样？"

"您今天仍觉得头晕、头痛吗？"

"您有没有恶心、呕吐、视物模糊等症状？"

"您平日里有没有便秘？"

"在使用硝普钠静滴时，请一定要躺在床上休息，不要自行调整滴速。"

"您在床上翻身及蹲下起身时，动作要慢一些。"

2. 非语言沟通

（1）注意观察患者的生命体征、意识、瞳孔。

（2）观察患者瞳孔大小和对光反射情况。

（3）检查患者的面色，观察其有没有面色发红或苍白。

（4）对患者的眼底有无出血、渗血，是否存在视物模糊进行观察。

（5）协助患者完成检查，如尿常规、尿相对密度、胸部 X 线、心电图等。

（五）健康指导

（1）协助患者维持良好的精神状态，解除焦虑、抑郁的情绪。

（2）叮嘱患者适当休息，确保充足的睡眠，合理安排锻炼。对有严重症状或有并发症的患者应叮嘱其卧床静养，协助其完成日常护理。

（3）对情绪容易激动的患者，要做好家属的工作，以减少对患者的不良刺激，确保患者在一个安静、舒适的环境中。

（4）在外出或检查时必须有人陪伴，以免发生晕厥或受伤。

（5）告知患者应合理安排膳食，以减少患者的心脏负担，防止水和钠潴留，降低外周血管的阻力。

（6）告知患者需按照医生的要求坚持服用药物，对患者进行药物知识教育，指导患者不要随擅自加或减用药量。提醒患者注意药物的不良反应，避免血压降低过快或过低，避免直立性低血压。应告知患者观察和护理的方法，并叮嘱其在有任何不适时及时就医。

第四节　消化内科疾病护理

一、消化内科一般护理常规

（一）病情观察要点

（1）生命体征、皮肤及巩膜是否有黄染，皮肤弹性、腹水、四肢水肿等。

（2）腹部疼痛的部位、性质、持续时间，腹部压痛、反跳痛、肠鸣音有无及频率等。

（3）观察大便和呕吐物的颜色、性状、次数、量等。

（4）抑酸药、止血药、胃肠动力药、护肝药、止泻药的功效和不良反应。

（5）内镜检查以及治疗后的疗效。

（6）患者的精神状况。

（二）主要护理问题及相关因素

（1）腹部疼痛：与腹部脏器病变相关。

（2）恶心、呕吐：与胃炎、消化性溃疡、幽门梗阻，肝、胆囊、胆管、胰腺、腹膜的急性炎症等所引起的恶心、呕吐相关。

（3）吐血、黑便：与消化性溃疡、肝硬化门静脉高压等相关。

（4）腹泻：与肠道疾病或全身性疾病相关。

（5）便秘：与患者以往的大便习惯、肠胃疾病等因素相关。

（6）皮肤完整性受损——黄疸：由于肝脏病变而导致的黄疸。

（7）焦虑：与病情反复、病程延长以及对预后的担忧相关。

（三）主要护理问题的护理措施

（1）休息：急性胃炎、慢性胃炎急性发作时，患者应要卧床休息；在慢性胃炎恢复期要有规律的生活，注意劳逸结合，避免过度劳累。

（2）疼痛的治疗：在医生的指导下，可以通过局部热敷、按摩、针灸、止痛药等方式来减轻上腹部疼痛，同时要安抚、陪伴患者，让患者的精神得到放松，消除紧张、恐惧，保持情绪稳定，提高患者对疼痛的忍耐力。

（3）饮食：急性胃炎和慢性胃炎急性发作时，可以选择不含渣或半流质的温热食物。如果出现少量出血，可以用牛奶、米汤等来中和胃酸，促进黏膜的愈合。呕吐症状严重、呕血的患者要禁食，同时要进行静脉营养补充。在恢复期可以吃一些营养丰富的、易消化的食物，避免吃辛辣、生冷、刺激性的食物。定时进餐，少量多餐，细嚼慢咽，保持良好的生活习惯。如果是胃酸不足的患者可以适当吃一些酸性的食物，比如山楂、食醋、浓肉汤、鸡汤等。

（4）心理治疗：由于反复出现呕血、黑便或其他症状，患者会产生紧张、焦虑的情绪。护士要对患者进行耐心的解释和安抚，并告知患者如何进行有效的自我照顾和医疗保健，降低该病的复发率。

（四）重点沟通内容

1. 交流

"您感觉身体哪里不适？"

"您是否还觉得想吐？"

"您吐完之后，有没有其他不舒服的地方？"

"您什么时候开始呕血和便血的呢？"

"您这是第几次呕血了？呕血之前有没有吃什么东西，吃了什么？"

"您便血的颜色是鲜红色的，还是暗红色的？血液是粘在大便表面，还是与大便混合在一起？"

"您大便的时候有没有腹痛、肛门痛，或者出现里急后重的症状？"

"您今天大便多少次，大便颜色是怎样的？"

"您多久没有大便了？"

"您的皮肤和巩膜是什么时候开始发黄的？"

"您有没有皮肤发痒的感觉？"

"您平日里喜欢吃什么？"

2. 非语言沟通

（1）密切观察患者的病情，观察患者的肤色以及大小便的颜色、量。

（2）协助相关的体检工作。

（3）对卧床的患者进行日常护理。

（五）健康指导

（1）向患者及其家属介绍消化道疾病的相关知识，包括治疗、护理知识，检查前后的注意事项等。

（2）指导患者吃清淡、易消化、无刺激性的食物。①饮食的时间和食量要有规律。要按时吃饭，不要吃得太饱，两顿饭之间可以适量加餐，但是不应过量，否则会影响正餐。②应食用软烂、易消化的主食、蔬菜、鱼肉，豆类、花生米等硬质食物要煮熟煮烂食用，以利于消化。饮食应精细且营养丰富，尽量少吃粗纤维含量高的食品。③保持新鲜、清淡的饮食。各种食品都要在新鲜时食用，不宜存放太长时间。应吃新鲜且纤维含量少的蔬果，如冬瓜、黄瓜、西红柿、马铃薯、菠菜、小白菜、苹果、梨、香蕉、橘子等。饮食以清淡为主，以利于消化和吸收、利于疾病恢复。④注重烹饪方法，适宜的烹饪方法为蒸、煮、焖、炖。因经煎、炸、熏、烤等烹饪方式所处理的食物不易消化，人体难以吸收，故这几种方式不宜采用。⑤不要忘记饮食禁忌。患有慢性胃炎的人，不应饮酒、浓茶、咖啡或大量碳酸饮料，不应吸烟，不应食用辣椒、芥末等辛辣调料。不能吃太甜、太咸、太浓、太冷、太热、太酸的食物，以免对胃黏膜造成损害。

（3）安排合理作息，注意劳逸结合，保持积极的精神状态。

（4）保持皮肤完整，帮助患者定时、正确翻身，避免患者因长期卧床而局部受压迫，保持被褥和衣物的干净。

（5）定期复查。

二、慢性胃炎护理常规

（一）病情观察要点

（1）对患者的生命体征、皮肤弹性等进行检查。

（2）了解腹痛的部位、性质、程度，观察患者是否有压痛、反跳痛等情况。

（3）对呕吐的量、性质、次数进行观察。

（4）了解胃镜和其他检验的知识，关注检查结果。

（5）观察抗酸护胃药的药理作用及不良反应。

（二）主要护理问题及相关因素

（1）胃部的疼痛：与胃黏膜的炎症相关。

（2）营养失调——低于身体需要的能量：与胃黏膜受损，影响消化吸收相关。

（三）主要护理问题的护理措施

1. 疼痛

（1）在急性发作期或伴有消化道出血时，患者需卧床；在症状减轻后，患者可进行适量运动，以提高身体的免疫力。

（2）为了减轻不适，日常生活中要做好腹部的保暖工作。

（3）针灸内关、合谷、足三里等穴位可以缓解胃痛；热敷胃部亦可舒缓胃痉挛和腹部的不适。

（4）对于一些腹部疼痛严重的患者，可以遵医嘱适量给予止痛药物。

2. 缺乏足够的营养

（1）在日常生活中要注意饮食卫生，少食多餐，多吃高热量、高蛋白、维生素含量高、容易消化吸收的食物，不要吃辛辣和过甜的东西，不要吸烟或酗酒，不要吃太快、太饱。

（2）改进患者及其家属的厨艺，提高菜肴的色泽、香味，促进患者的食欲。对于胃酸较低的患者，食物应完全煮熟后食用，以促进消化，同时可服用肉汤、鸡汤等促进胃酸的食品。高胃酸的患者要避免吃高脂肪或酸性食物。

（3）定时进行身体健康检查，定期称量并记录体重，并对血红蛋白、血清蛋白等相关营养指标进行监控。

（四）重点沟通内容

1. 交流

"您现在有没有感觉胃痛？"

"您这次吃药后，有什么感觉？"

"您有没有想吐的感觉？"

"您的大便是什么颜色？"

"您胃痛的程度有没有减轻？"

"您今天有没有觉得恶心、呕吐或者反酸？"

2. 非语言沟通

（1）对患者的生命体征、精神状态、体重、腹部等进行全面检查。

（2）协助血常规、电解质及胃镜检查。

（3）为卧床患者提供日常护理。

（五）健康指导

（1）向患者说明为何需要注意饮食和合理膳食。

（2）戒烟酒。

（3）不要服用阿司匹林等刺激胃黏膜的非甾体抗炎药。

（4）要注意休息，劳逸结合，使身体和精神都得到良好的恢复。

（5）定时复查。

三、消化性溃疡护理常规

（一）病情观察要点

（1）对生命体征、意识状态、面色、皮肤弹性及是否出现腹部压痛、反跳痛和腹肌紧张进行观察。

（2）对引起腹部疼痛的原因、时间和疼痛部位、程度、性质、规律，以及与饮食有无联系进行分析。

（3）检查有无反酸、灼热、嗳气、胃胀、恶心、呕吐、食欲下降等症状。

（4）对有无失眠、多汗、脉缓等自主神经功能障碍进行监测。

（5）对大便颜色、性质、次数进行观测。

（6）对有无出血、穿孔、幽门梗阻、癌变等并发症进行观察。

（二）主要护理问题及相关因素

（1）腹部疼痛：由于胃酸对溃疡面的刺激而产生炎症所致。

（2）出血、穿孔等潜在并发症。

（三）主要护理问题的护理措施

（1）心理治疗：消化道溃疡的发病与心理健康相关，因此应加强对胃溃疡患者的心理护理。通过介绍消化道溃疡疾病的相关知识，帮助患者正确认识和克服病情，保持乐观的心态、规律生活、劳逸结合，积极配合医师进行治疗。

（2）膳食护理：尽管有很多的药物可以用于胃肠道溃疡，但食疗仍然是治疗胃肠道疾病的基本方法。简单来说，膳食治疗是指在食物营养丰富，保证身体的能量代谢的前提下，不暴饮暴食以避免胃肠道过度负荷，不吃容易引起胃肠不适的食品，尽量减少胃肠蠕动。在溃疡发作期，可以采取少食多餐的方法，不仅可以减轻胃的负荷，还可以让胃里的食物保持适当的平衡，从而中和胃酸。具体方法为，除了正餐之外，每天加三次点心，如米汤、豆浆、牛奶、稀饭、馒头、面条等，但是不要吃过冷、过热或辛辣的食品。另外，患者进食时要注意情绪愉悦，并将食物充分地咀嚼。

（3）疼痛的观察与护理：腹痛是消化性溃疡的主要临床表现，发病呈周期性，大部分发生于秋季、冬季或春季，发病过程为患者在进食后疼痛，之后疼痛减轻。大部分患该病的患者可以讲述有节律和周期的疼痛发作经历。根据患者疾病的严重程度和患者对病痛的忍耐能力，可以将出现的疼痛分为钝痛、灼痛、胀痛或剧痛，也有患者会出现饥饿样不适感。如果腹部突然出现严重疼痛，应该认真查看患者腹部发情况。观察患者腹部是否有压痛、反跳痛、腹肌紧张、肝浊音界消失等症状，如有，则提示消化道穿孔；如疼痛节律消失，则可能出现癌变；如果疼痛节律消失且出现了黑便，则有消化道出血的可能。

（4）消化道溃疡及上消化道出血：在消化道溃疡的活动阶段，通常伴随着少量出血，如做隐血试验则为阳性。黑便是上消化性溃疡、上消化道出血一种常见的症状，如果出血量超过 60mL 就会出现。黑便的发生率占消化性溃疡总数的 3.4% 左右，十二指肠溃疡出血的发病率相较胃溃疡更高，出血后的主要表现与失血的严重程度和出血速度相关。

（四）重点沟通内容

1. 交流

"您有没有觉得腹部疼痛？"

"您家里有没有其他人得过胃溃疡？"

"您喜欢抽烟和喝酒吗？"

"您这次发病，会不会与天气、饮食、情绪波动有关？"

"您这次腹痛是在餐前还是餐后出现的呢，发作时疼痛有没有规律？"

"您今天有没有解大便？大便颜色是怎样的？"

2. 非语言沟通

（1）注意生命体征、神志、面色尿量、腹部症状，呕吐及大便的颜色、性状、量等。

（2）配合胃镜及胃黏膜活检、X 线钡餐、血常规及粪便隐血检测。

（3）对卧床的病患进行日常生活护理。

（五）健康指导

（1）向患者阐述与诱发和加剧消化道溃疡有关的因素、消化道溃疡的治疗方法及相关的保健知识。

（2）提醒患者要规律作息，要有足够的休息时间，不要过于紧张。要有一个好的心理状态，要适当运动锻炼。

（3）引导患者养成良好饮食、生活方式，按时吃饭、充分咀嚼、戒烟、忌酒、不吃刺激食品。

（4）要严格按照医生的指导服用药物，并谨慎使用或避免使用阿司匹林、泼尼松等刺激胃肠的药物。

（5）提醒患者要定时复查，如果出现上腹部疼痛的节律改变或加重，出现呕血、黑便等症状，要及时就诊。

第七章

常见外科疾病护理

第一节　普通外科一般护理

一、普通外科术前护理常规

（一）病情观察要点

（1）对生命体征、神志、面容、体位、精神状态、皮肤黏膜等进行监测。

（2）观察病变部位的情况，腹部外科应密切观察腹痛、腹部体征及排便的变化。

（3）了解患者的身体状况，了解手术和麻醉的耐受力。

（4）了解与心血管、内分泌系统疾病等伴随疾病的相关治疗、控制知识。

（5）掌握各种辅助检查及化验的结果。

（二）主要护理问题及相关因素

（1）疼痛：与胰腺炎、肠系膜血栓、肠扭转、肠梗阻、肿瘤、胃十二指肠穿孔、胆绞痛、腹膜炎、动脉瘤破裂等疾病相关。

（2）营养失调——不能满足机体需求：与不良饮食习惯、长期禁食、胃肠功能紊乱或代谢增多有关，肝脏的代谢能力下降也会导致出现该症状。

（3）焦虑/恐惧：不适应住院环境、不了解其所患疾病和手术的重要性，缺乏手术和麻醉方面的知识，担心疾病的预后、术后并发症和财政压力。

（4）知识缺乏：对疾病和手术前准备的知识不足。

（5）睡眠形态紊乱：与疼痛、焦虑/恐惧、不适应住院环境、担心疾病的预后等相关。

（三）主要护理问题的护理措施

1. 疼痛

（1）加强对腹部症状的监测，掌握疾病的进展，对疼痛的病因、诱因、性质、发病部位、持续时间等进行细致评估，了解患者的病情动态。

（2）患者应视情况选择适宜的姿势，有或怀疑有休克的患者采用休克位的躺姿，腹部手术一般采用半卧式，周边血管病变患者应将患侧肢体抬起，并进行适当的制动。

（3）教导患者适当地使用按摩或热水擦洗背部、缓慢有节奏的呼吸或深呼吸、握拳、打呵欠等放松技巧。

（4）在疼痛发作时，可以采取一些简便的方式来转移自己的注意力，比如数数、念字、听音乐，或者疼痛加重时增大音量。

（5）急腹症患者应禁食、胃肠减压或按医生要求肌肉注射布桂嗪（强痛定）、哌替啶或山莨菪碱（654-2）等解痉药，但在确诊之前禁止使用镇痛药。

2. 营养失调

（1）结合患者的身体状况和日常生活情况，与患者及其家人协商制订高蛋白质、高热量和高维生素含量的膳食方案。

（2）常改变菜式，提供色香味俱全且温度适中的食物来激发患者的食欲。

（3）进食时，将患者置于半躺或坐的姿势，以便进食，并在进食后 2 小时内不要平躺。

（4）营造整洁舒适的就餐场所，降低周围环境的不良影响。

（5）如果血清蛋白低于 30g/L，需要进行血浆、人血清白蛋白的输注，并给予相应的静脉营养支持。

3. 焦虑/恐惧

（1）护士热情主动迎接患者，按照患者的个性特征，用简单明了的话语向患者介绍医院环境及相关医护，说明病情及外科手术治疗的必要性、重要性。

（2）对术前准备、术中配合、术后应重视的事项进行讲解。如有需要，可邀请在病区内成功完成手术的同类患者，向对手术有抵触情绪的患者讲述其接受治疗、护理的全流程以及积极配合的经验、体会，避免患者因为盲目害怕而放弃接受外科治疗。

（3）与患者及其家人进行多次沟通，使患者和其家人感到被尊敬、被关爱，产生对医护的信任，从而缓解患者焦虑、恐惧的情绪。

（4）全面评估患者对手术和社会支持体系的认知程度，及时找到诱发患者情绪或精神状态改变的因素，并对其进行相应的心理治疗。

4. 知识缺乏

（1）对患者的文化程度、学习能力、对病情的认识进行评估。

（2）传授患者如何在手术之前戒烟。

（3）对患者如何咳嗽、咳痰进行指导。

（4）对患者进行术前的常规教育：①对术中禁食禁水的详细规定及重要性进行说明；②介绍麻醉的方式、风险及手术的方式、风险；③对手术室、术后康复室、外科监护室等场所及相关人员进行介绍；④对患者手术前后的姿势和膳食进行介绍；⑤介绍术后导管放置、心电监测、呼吸机使用和呼吸道护理的情况；⑥教授患者如何进行术后训练。

5. 睡眠形态紊乱

（1）排除导致睡眠质量差的因素。

（2）营造一个舒适的休憩场所，对陪探人员进行管理，保证病房的宁静，防止强光照射；定期通风，保证室内有新鲜的空气和适宜的温、湿度。

（3）提供放松技术，包括缓慢深呼吸、全身肌肉放松、听音乐等。

（4）在条件许可的情况下，尽可能缩短患者日间的睡眠，并适当增加其日间的运动量。

（5）根据医生的指示服用镇静安眠药物，例如地西泮、水合氯醛等。但对呼吸衰竭患者，应谨慎使用这类药物。

（四）重点沟通内容

1. 交流

"您是何时注意到乳房有肿块的？有没有疼痛的感觉？"

"您今天是否还有腹痛的感觉？疼痛的位置与昨天一样吗？"

"您今天有没有解大便？有没有肛门排气？"

"您今天有没有呕吐？呕吐物的颜色是怎样的？量是多少？"

"您昨天晚上有没有休息好？"

"您现在还感觉哪里不舒服？"

"您是不是很担心这次手术？"

"您好，今天感觉如何？"

2. 非语言沟通

（1）根据患者的病情及医嘱等相关要求，对患者的生命体征、腹部体征等进行监测；检查各个管道的状况和导流液色、性状、量；观察患者的神志、面色、精神状态等身体状况。

（2）帮助医生、患者完成手术前的特殊检查。

（五）健康指导

（1）改善患者对外科手术的耐受性，以确保手术成功、患者尽早恢复。

① 休息：要为患者安排规律的、合理的作息时间，要有足够的睡眠，注意劳逸结合。良好的休息可以增加食欲、提高免疫力。

② 营养：手术后的伤口恢复需要充足的营养，应按照医生的指示，给予普通饮食、流食或禁食且给予静脉营养。

（2）防止感染：手术前要做好保暖工作，防止上呼吸道感染，并叮嘱患者不能随意离开医院；近期有呼吸道感染的家属，应尽可能减少探访，以预防交叉感染。

（3）遵从医生、护士的要求，控制糖尿病、高血压、出血性疾病等并发症。

（4）并发症防治：手术前，要对患者进行有效咳嗽和床上自行排便的培训；有抽烟习惯的人，应戒烟 2 周。

（5）配合医生、护理人员完成手术前的各种准备工作，女性患者手术时间应避开月经期。

（6）要有一个好的心理状态，避免负面情绪。

二、普通外科术后护理常规

（一）病情观察要点

（1）患者各项生命体征和全身状况。

（2）腹部及手术切口的愈合状况：是否有血液或体液渗出，是否出现感染、愈合不佳等状况。

（3）各类管道及引流物：管道是否已被固定好、手术后的管道引流是否顺畅，并观察引流物的量、颜色、质等。

（4）观察粪便的颜色、量、性状等。

（5）了解患者各种检查化验的情况。

（6）患者的精神状况。

（二）主要护理问题及相关因素

（1）疼痛：与疾病本身、手术创伤、引流管放置等相关。

（2）体液缺乏：与禁食、体液流失、大量出汗等因素相关。

（3）营养缺乏——不能满足身体需求：与禁食、胃肠功能紊乱、代谢增加、肝脏代谢功能下降等相关。

（4）缺少知识：关于手术后方面的知识不足。

（5）尿潴留：主要是由于残留的麻醉剂没有完全消失、切口疼痛、患者不习惯在床上小便。

（6）潜在并发症：如出血、切口感染、切口撕裂、尿路感染、肺不张、深静脉血栓等。

（三）主要护理问题的护理措施

1. 疼痛

（1）营造一个良好的手术康复环境，尽可能集中地进行医疗和护理工作。

（2）帮助患者采用舒服的卧位，在麻醉苏醒后一般采取半卧姿势。

（3）根据患者的疼痛程度和疼痛加重的程度、时间，并根据医生的指示使用镇痛药物。

（4）引导患者阅读、听音乐等方法进行放松。

（5）在患者咳嗽时，应告知、帮助其保护创口。

（6）严格按照医生的指示使用抗菌药物，防治感染。

2. 体液缺乏

（1）对血压、脉搏、意识和皮肤黏膜进行观察；如有必要，定期以检测心脏静脉压力来判断体液是否缺乏。

（2）在禁食过程中，一定要保证足够的液体。如果有血压降低的患者，应该快速给药。如果患者发生循环血量严重不足的情况，可以在 15 分钟内补液 1000~2000mL，以保证收缩压维持在 90mmHg 以上。

（3）需胃肠减压的患者应适时抽吸胃液和气体，记录胃液、尿液颜色、量及性质，并记录 24h 进出水量，为补液提供有效依据。

（4）依据各项化验、检查的结果适时调整补液计划，防止水、电解质代谢失常和酸碱失衡。

（5）按照医生的要求进行止血处理，并进行观察。

3. 营养缺乏——不能满足身体需求

（1）按照医生的指示进行静脉营养或完全胃肠外营养（TPN），每天补充氨基酸、糖类、脂肪乳、维生素、微量元素等。

（2）在条件许可的情况下，提倡少量多次进食，食用高蛋白、高热量、易消化的流质、半流质食物。

（3）确保每日定时输注液体，因需要长期的静脉注射，应对血管进行有效的保护，并在需要的时候留置一次性的套管针。

（4）记录 24 小时内丢失液体量的精确数据，保持进出水处于平衡的状态。

（5）根据医生的指示，抽取血液检测相关指标，如电解质、血红蛋白、蛋白含量等，以便及时进行治疗。

4. 缺少知识

（1）对患者的知识缺乏程度、理解能力和受教育程度进行评估。

（2）对患者的治疗、护理、所用药物等与疾病相关的问题进行讲解，以获得患者及其家人的理解和支持。

（3）积极与患者及其家人进行交流，解答他们的疑问。

（4）加强对患者和家属在手术配合和术后治疗等方面的指导。

5. 尿潴留

（1）营造舒适安全的环境，使患者情绪平稳。对陪同人员进行有效管理，在患者排尿时中使用床边窗帘、帘子进行遮挡。

（2）教导患者如何放松，在条件许可的情况下，可以允许患者将床头抬起、扶坐床沿或站起来，以促进其自己解小便。

（3）帮助培养患者听流水声、腹部热敷、自我按摩等排尿反射。

（4）按医嘱用镇静止痛药解除切口疼痛，用卡巴胆碱刺激膀胱逼尿肌，使其自主排尿。

（5）上述方法不奏效时，应采用无菌技术进行导尿，首次导尿尿量达 500mL 的患者可留置尿管 1～2 日，有助于患者术后膀胱功能恢复。

6. 出血的潜在并发症

（1）要求患者保持创面干净，手术后短时间卧床休息，减少对患者的移动。

（2）对患者创面有无渗血和引流液的色泽进行监测，并注意患者表述的症状。

（3）监测血压、脉搏、中心静脉压、尿量等。

（4）对患者如何咳嗽和改变姿势进行辅导。

（5）按照医生的要求进行止血处理，并进行观察。

（6）长期使用抗凝血药物的患者应暂时停止使用此类药品，等创口痊愈后再按医生要求继续服药。

（7）在确定出现术后出血的情况下，尽快建立静脉通道，及时告知医师，在需要的时候进行术前准备，并再次进行外科手术来控制出血。

7. 切口感染的潜在并发症

（1）落实严格的无菌操作要求，使覆盖创面的敷料保持干燥、清洁；若有留置引流管，则要避免引流管堵塞、扭曲、脱落，观察引流的量、颜色及性质，定期更换引流袋。

（2）手术前，叮嘱患者注意保暖、防止感冒，并按照医生的指示预防性应用抗生素。

（3）手术后，按照医生的指示应用抗菌药物，监测患者的体温和脉搏，并及时观察患者是否出现感染。

（4）手术后要注意饮食和适当的锻炼，保持充足的睡眠，以提高身体的免疫力。

（5）对有糖尿病的患者应该严格地控制其血糖。

8. 切口裂开的潜在并发症

（1）用腹带或胸带在伤口外侧进行包扎。

（2）尽量不要剧烈咳嗽，在咳嗽时给予伤口足够的支撑或处于平卧体态，以缓解由于横隔急剧降低引起的腹部压力急剧上升。

（3）对腹胀、排便困难、咳嗽等使腹内压升高的因素进行及时治疗。

（4）对伤口的感染进行防治。

（5）如有伤口裂开，应立即向医师报告，并帮助医师做出适当的处置。

9. 尿路感染的潜在并发症

（1）引导患者在手术后尽可能多地自行排尿，并对其早期的尿潴留进行防治。

（2）保证排尿通畅：①多喝水，保证小便的量每天多于 1500mL；②依据药物敏感度试验，选择合适的抗菌药物；③残留尿＞500mL 患者，需留置导尿管，并严格执行无菌操作，避免二次感染；④在留置导尿管时，应注意尿路外口处的清洁，每天使用消毒棉球清洁 1～2 次，防止尿管发生堵塞或扭曲，同时将引流袋放置在耻骨以下的位置。

10. 肺不张的潜在并发症

（1）要保证患者的呼吸平稳：①手术前要求患者练习深呼吸；②对于有抽烟习惯的患者，手术前 2 周应戒烟，以减少气管分泌物；③对原发的支气管炎、慢性肺病患者，手术前进行积极处理此类病症；④在全麻后拔管之前，抽净支气管中的分泌物，术后应保持头部偏向一侧仰卧，避免误吸入呕吐物和口腔分泌物；⑤提倡患者深呼吸咳嗽、体位排痰或用药化痰，以排出气管分泌物；⑥胸带及腹带包扎的松紧度要适当，不要系得太紧，以免影响呼吸；⑦注意口腔清洁；⑧应保暖，以预防呼吸道感染。

（2）帮助患者翻身、拍背及体位排痰，清除堵塞支气管的分泌物，使患者的肺部恢复健康。

（3）鼓励患者自己咳出痰液，对于不能咳嗽或不敢用力咳嗽的患者，可以用手指按压胸骨切痕的上方，以引起咳嗽；对因伤口痛而不咳的患者，可以先将手压在季肋或伤口的两边，以减少腹（或胸）的活动，再深吸气后用力咳出痰，并进行间断深呼吸；对因痰液比较黏稠而无法咳痰的患者，可以吸入蒸汽、超声雾化，也可使用糜蛋白酶、氨溴索（沐舒坦）等化痰药，以稀释痰液，促进咳痰；若痰液继续增加，则可以通过吸痰管、支气管镜或气管切开吸痰。

（4）确保充足的水分摄入。

（5）应用抗菌药物进行全身或局部治疗。

11. 深静脉栓塞的潜在并发症

（1）提倡患者在手术后尽早下床锻炼，在卧床时主动或被动锻炼四肢，以加速血液循环，预防血液栓塞的生成。

（2）对于高风险患者，可采用弹力绷带或弹力袜，以加速血液循环。

（3）不要长时间保持坐姿，在坐着的时候不要跷脚，在卧床时膝下要垫一个小枕头，以促进血液循环。

（4）对于处于血液高凝状态的患者，可以在医生的指导下服用少量阿司匹林、复方丹参片或少量肝素来控制血小板的凝聚。

（5）深静脉血栓形成后，患肢应抬高制动。

（6）不可对患者患肢静脉注射。

（7）禁止进行局部按摩，防止血液中的凝块脱落。

（四）重点沟通内容

1. 交流

"今天您的创口处还痛吗？"

"您今天有没有呕吐？呕吐物的颜色和量是怎样的？"

"您今天有没有解大便？"

"您今天是否感觉腹胀好一些了？"

"您昨天晚上有没有休息好？"

"您今天有没有下床走路？"

2. 非语言沟通

（1）根据患者病情或医嘱，对患者的生命体征、腹部体征等进行监测；观察伤口是否出血、渗血，导管状况，引流液的颜色、性状、量；神志、面色、精神状态等身体状况；有没有排便以及大便的性状、量；有没有四肢肿胀、血液循环障碍等情况。

（2）对患者进行术后的日常护理；协助翻身、叩背、肢体被动运动等。

（五）健康指导

1. 饮食

（1）在非消化道局麻后，应按患者的需要进食；无明显恶心、呕吐等不适症状的非腹部手术可于术后 6 小时后进食。

（2）消化道手术需要术后 48～72h 禁食，当肠道蠕动恢复、肛门排气、胃管拔出后可食流食，之后再由流食逐步向半流食和普通食物转变。

（3）提倡患者多吃易消化、高蛋白、高热量的食物，以及含有丰富的维生素、膳食纤维的食物。

2. 体位

（1）对手术后病情仍不稳定的患者应采用平卧姿势，对意识不清醒的患者应将头部偏向一侧，硬膜外阻滞麻醉的患者应该在术后去掉枕头平卧 6 小时。

（2）乳腺、甲状腺和腹部外科麻醉后患者应采取半卧姿势。

（3）颈部、背部和臀部患者术后应采取侧躺姿势。

（4）对四肢手术的患者，通常要把患肢抬高，并采取一定的制动措施。

3. 休息与运动

患者在手术后病情未稳定的情况下应保持平躺，不能下床走动；在生命体征稳定后，无禁忌证者则要尽早下床。对患者而言，早期运动有诸多好处。首先，早期运动能提高肺部的呼吸能力，促进肺部扩张，排出气管内的分泌物，预防肺部并发症；其次，早期运动能改善血液循环状况，预防下肢血管栓塞；再次，早期运动能促进肠道蠕动，预防胃胀气及肠道粘连，增加食欲；最后，早期运动有助于改善膀胱的功能，防止尿潴留。由于身体状况不能下床者，可采取床上进行肢体主动活动或被动活动。

4. 个人卫生

（1）全身皮肤清洁干燥，每次用温水擦洗 1～2 次。

（2）口腔清洁：建议患者每天 2 次用漱口水漱口，避免由于在禁食过程中唾液分泌少而口腔发炎。

（3）保持创面四周皮肤清洁、敷料干洁，防止创面感染。

（4）注意保持会阴部位的清洁，每天用温水擦拭 1～2 次，对留置尿管的患者要进行每天 1～2 次的尿道外口消毒，避免出现泌尿系统的感染。

5. 静脉液体补充

应按照医生的指示进行，患者不可随意调整输注的速度，一旦出现任何异常情况，应及时通知医护人员。

6. 对不同的管道进行护理

（1）各导管应固定且通畅，需避免管道受压或扭曲，引流带应放置在距离肌肤出口处 30～50cm 以下的位置，以保证引流效果。

（2）在翻身、下床等动作时，要先将引流导管和引流带正确放置，以免造成牵拉、脱出甚至滑脱。如果出现意外情况，需立刻向医师报告。

7. 预防压疮

（1）使身体的所有部位的皮肤都保持干燥清洁。

（2）在患者卧床时应定期为患者翻身，避免托、拉、推的动作，避免患者局部长时间受到压迫。

（3）增加营养，提高人体的免疫力。

8. 术后患者出院时应通知的事项

需要二期手术、化疗、放疗的患者，在离开医院前要通知其下一次住院或复查的具体日期、相关的安排。

三、甲状腺疾病护理常规

（一）病情观察要点

（1）颈部是否有肿块、结节及其性质、形态、出现的位置。

（2）对基本代谢率进行精确的测定。

（3）患者的生命体征及精神状态的变化。

（4）观察是否有并发症，早期诊断出如窒息、呼吸困难，喉返、喉上神经损伤，手足麻痹、甲状腺危象等症状。

（二）主要护理问题及相关因素

（1）营养失调——低于身体需求：与甲状腺功能亢进时的身体的基础代谢率增加相关。

（2）清理呼吸道无效：与刺激咽喉、气管，分泌物增加、伤口疼痛等相关。

（3）疼痛：与甲状腺肿块受压、囊肿出血、手术切口等因素有关。

（4）缺乏知识：与患者没有接受过此类治疗或与患者的职业、文化程度等相关。

（5）潜在并发症——甲状腺危象：由于术前的不充分，或手术应激反应。

（6）潜在并发症——出血：与手术和凝血机制障碍相关。

（7）自我形象紊乱：与外科手术后颈部瘢痕相关。

（三）主要护理问题的护理措施

1. 营养失调——低于身体需求

（1）对患者的饮食习惯和营养情况进行评估。

（2）根据医生的指示，服用碘剂或抗甲状腺药物，每天测量 1 次基础代谢率。

（3）指导患者手术前进食高热量、高蛋白、高维生素且易消化的食物，比如鱼、瘦肉、水果等，不要暴饮暴食。同时，不要吃过多调味的食物，也不要饮用咖啡、酒、浓茶、可乐等刺激性饮料。

2. 清理呼吸道无效

（1）手术后，患者需进行持续的低流量吸氧。

（2）告知患者及其家人有必要进行有效咳嗽，并对患者进行有效的咳嗽和排痰的指导，防止患者在术后出现肺部炎症。

（3）定期为患者翻身，拍打背部，以方便痰液咳出；如无法咳痰，可以采用负压吸痰。

（4）多喝水，每天两次、每次 30 分钟雾化吸入。

3. 疼痛

（1）创造良好的术后休养环境，医疗护理操作尽量集中进行。

（2）帮助患者采用舒服的躺姿，如采取半卧姿势。

（3）记录患者的疼痛程度和疼痛加重的时间，根据医生的指示，在手术后应用镇痛药物。

（4）引导患者使用阅读、听音乐等方法放松。

（5）解释及示范手术后的头部活动方式，具体为起身时手托住头，头、颈部、肩膀同时运动，动作要慢，要避免颈部弯曲、过度伸展或头快速动作。

（6）手术后 1~2 日，给予患者温冷的食物，以缓解患者咽部的疼痛。

4. 知识缺乏

（1）对患者知识水平、文化水平、理解力进行评估，并积极与患者及其家人进行交流，并对其问题进行解答。

（2）对疾病治疗、护理和药疗知识进行简要介绍。

（3）介绍戒烟的意义和方法。

（4）让患者及其家人了解手术后的配合与护理。

5. 甲状腺危象的潜在并发症

（1）对患者的意识、生命体征进行严密观察，一旦发现有任何异常，立刻向医生报告。

（2）采用冰袋、酒精擦浴等措施，对高热患者进行物理降温治疗。如有需要，根据医生的指示使用药物进行降温。

（3）对患者进行每天 2~3 次的口腔清洁，并定期进行衣物换洗，注意保暖。

（4）患者应在医生的指示下，于手术后持续服用碘剂。

6. 出血的潜在并发症

（1）对患者的血压、脉搏、呼吸及全身状况进行评估。

（2）注意患者的创面渗血情况，颈部是否有血肿，若伤口敷料不再干燥则应立即更换。如发现有任何异常情况，应及时向医师汇报，并及时进行治疗。

（3）对需要负压引流的患者，要做好适当的固定，保证引流的畅通，观察并记录其引流液颜色和量。

（4）根据医生的指示，在手术后应用止血药物，并在患者的颈部放置冰袋。

（5）手术后在患者床边准备好气管切开包。在患者全麻完全苏醒后，帮助患者保持半卧姿势。

（6）告知患者在手术后应避免头颈部过度活动、说话及无效咳嗽。

（7）手术后6小时，给予患者冰激凌、冷豆奶、藕粉等冷流质食物，以降低出血的概率。

7. 自我形象紊乱

（1）评估患者对其自身形象的重视水平。

（2）说明外科治疗的必要性，劝说患者以正确的心态面对瘢痕，直面现实。

（3）引导患者在拆线后进行颈部的弯曲和转动运动，以预防瘢痕发生挛缩。

（4）引导患者选择高领服装或围巾、项链等饰品，以掩盖瘢痕。

（四）重点沟通内容

1. 交流

"您多久前发现颈部长了这个肿块的？感觉疼痛吗？"

"您有没有喉咙被压着的感觉？有没有感到呼吸不畅？"

"您昨天晚上有没有休息好？"

"您现在能正常吞咽吗？您的声音正常吗？"

"您的伤口疼不疼？"

"您今天有没有抽烟？"

"您今天有没有按照医生的要求按时服用碘剂？"

2. 非语言沟通

（1）对患者的颈部有无肿块、结节及其性质、形状、部位等进行观察。

（2）定期监测患者的生命体征和伤口情况。

（五）健康指导

（1）向患者讲述有关疾病的诊治、护理知识，介绍药物疗法的作用与不良反应，并简要地阐述手术及麻醉方法。

（2）为了恢复健康，应吃高蛋白、高热量和高维生素的食物。

（3）术后全身麻醉醒后宜半卧位，尽量减少头部和颈部的活动。

（4）协助患者正视现实、调整心态，进行后续的治疗及护理。

（5）药物使用指导，教导患者正确使用碘剂。

（6）劝说患者保持良好的心态，不要有负面情绪。

（7）定时复诊，让患者学会自我检查颈部。

第二节 心胸外科疾病护理

一、胸部损伤护理常规

（一）病情观察要点

（1）对患者的生命体征进行监测，注意神志、瞳孔变化，胸部、腹部、四肢活动情况等。

（2）对患者呼吸频率、节奏、幅度及缺氧情况进行监测。

（3）监测气道位置是否发生了改变，是否存在异常呼吸，以及疼痛持续的时长。

（4）对是否咳嗽、咳痰、咯血进行观察。

（5）监测中心静脉血压，并观察是否有心脏压塞征。

（二）主要护理问题及相关因素

（1）疼痛：与肋骨骨折、胸壁伤口、引流管的摆放部位等因素相关。

（2）自理缺陷：与剖胸探查手术、其他脏器损伤、严重胸部损伤等相关。

（3）气体交换受损：与疼痛、胸部损伤、胸廓运动受限、肺部萎缩等相关。

（4）对呼吸道清理无效：与因疼痛而不敢咳痰、气管或支气管损伤、失血性休克、无力咳嗽等症状相关。

（5）有可能感染：与开放性胸外伤、紧急剖胸探查、放置引流管、胸部创伤引起的皮肤软组织的大面积损伤相关。

（6）潜在并发症——出血：与胸肋间血管损伤、肺裂伤、心内大血管或心肌损伤等相关。

（三）主要护理问题的护理措施

1. 疼痛

（1）可采用胸带固定肋骨骨折。

（2）帮助患者咳痰时其按压胸部，减少胸腔张力，缓解痛苦。

（3）对患者进行胸膜腔闭式引流术相关知识的讲解，以保证引流畅通观察患者的拔管指征，及早拔管。

（4）在医生的指导下使用止痛药或在排痰前服用止痛药。

2. 自理缺陷

（1）对患者进行日常照顾。

（2）把患者常用物品放在患者触手可及的地方，及时巡视，解决患者需要解决的问题。

（3）对患侧肢体进行训练，如以从头部达到对面的耳郭为标准对患侧上肢进行被动运动。

3. 气体交换受损

（1）保持环境安静、舒适、空气清新。

（2）采用舒服的姿势，将床头抬高 15°～30°。

（3）根据医生的指示进行吸氧，以改善缺氧状态。

（4）引导患者进行腹式呼吸和有效的咳嗽、排痰训练。

4. 对呼吸道清理无效

（1）对患者痰液的颜色、性质、量进行观测和记录。

（2）帮助患者进行有效咳痰，例如由下而上拍打患者的后背，用手掌轻轻按压患者的气管部位，让患者做深呼吸并咳痰等。

（3）给予患者雾化吸入，稀释痰液。

（4）鼓励患者尽早下床活动。

（5）密切注意患者是否有呼吸困难、发绀加重、烦躁不安、呼吸堵塞、意识不清等症状。

（6）在需要的情况下进行吸痰，或在医生的指导下使用气管纤维镜辅助吸痰。

5. 存在感染风险

（1）术后伤口处的敷料应保持干净，若有血或液体渗出，应立即更换。

（2）保证胸膜腔闭塞引流管的畅通，避免逆行性感染的出现。无菌操作，更换引流装置。

（3）应使用清洁、平整、柔软的床单，应帮助患者每 2 小时翻身一次，以避免压迫伤口。

（4）每天测量温度 3 次，如果出现高热，每 4 小时测 1 次，观察患者是否出现感染。

（5）对患者的创面进行观察，并及时询问患者的感受，及时诊断出感染的先兆。

（6）根据医生的指示使用抗生素进行预防治疗。

6. 潜在并发症——出血

（1）密切观察患者的血压、脉搏、呼吸、面色等。

（2）为保持引流通畅，应挤压胸膜腔闭式引流管。

（3）记录胸膜腔闭式引流液体量，如果持续 3 小时以上多于 $4mL/(kg \cdot h)$，则提示有活动性出血症状，要立即报告医师进行治疗。

（4）按照医生的要求应用止血药物治疗，并对用药后的情况进行监测。

（5）出现严重失血时，立即建立静脉通道，补充液体及血液，并做好准备进行紧急开胸探查手术。

（四）重点沟通内容

1. 交流

"您有没有觉得胸痛？"

"您有没有觉得呼吸困难？"

"您胸带固定的松紧度合适吗？"

2. 非语言沟通

（1）监测体温、脉搏、呼吸、血压。

（2）检查有没有异常呼吸，有没有发绀。

（3）气道的位置是否发生偏移。

（4）对各像检查进行辅助。

（五）健康指导

（1）对患者进行健康教育，预防突发意外。

（2）3 个月后，对患者进行 X 线片复查，观察其愈合状况。

（3）根据受伤的严重情况，引导患者适当的休息和补充营养。

二、肺部手术护理常规

（一）病情观察要点

（1）对患者的各项指标进行检测。

（2）观察患者呼吸状况，包括呼吸频率、程度、节奏，有无缺氧、发绀、气促，听诊双肺呼吸音。

（3）注意患者有无采取适当的姿势。对肺叶切除患者，宜采用健侧卧位。

（4）对创面情况、胸膜腔闭式引流管通畅与否、引流的量和性质等进行监测。

（5）注意注射药物的速度及量，避免因前负荷过重引起的肺水肿。

（6）患者的精神状况。

（二）主要护理问题及相关因素

（1）清理呼吸道无效：与胸膜腔闭塞气管内插管、怕痛苦、不愿意咳嗽等相关。

（2）疼痛：由胸膜腔闭式引流管的置入、患者因疼痛而不想咳嗽等因素引起。

（3）有发生感染的可能：与胸壁切口、引流装置处理不当等相关。

（4）潜在并发症——出血：由于患者凝血功能障碍或术中止血不完全。

（5）潜在并发症——肺不张：与肺部炎症、细支气管分泌物堵塞等相关。

（三）主要护理问题的护理措施

1. 清理呼吸道无效

（1）帮助患者进行咳嗽和排痰，咳嗽时帮助其轻轻提起导管，避免患者因管道摩擦造成痛苦导致不能有效咳痰。

（2）给予患者雾化吸入，稀释痰液。

（3）患者在咳痰之前，可以在医生的指导下服用镇痛药物，以缓解痛苦，提高咳痰的效果。

（4）注意观察患者的呼吸音，如有异常情况应立即进行治疗。

（5）在需要的情况下进行支气管纤维镜下吸痰和鼻导管吸氧。

2. 疼痛

（1）告知患者胸腔闭塞引流的重要意义以及与医务工作者配合的重要性。

（2）患者咳痰时，轻轻提起引流管，避免引流管摇晃引起疼痛。

（3）保持引流通畅，及时提供拔管指征，以便尽早拔管。

（4）对患者的疼痛程度进行评估，并向医师汇报，及时止痛。

（5）根据医生的指示服用止疼药，或在排痰前服用止疼药。

3. 存在感染的风险

（1）每根引流管周围应保持干燥，并经常更换药物。

（2）对引流瓶进行更换时，需要无菌操作。

（3）对引流部位的皮肤进行检查，观察有无发红、肿胀、疼痛加剧的现象。

（4）对引流液体的量及色泽进行观测并记录。

4. 出血的潜在并发症

（1）密切观察血压、脉搏和中心静脉压，如有不正常情况，应立即向医师汇报。

（2）严密观察引流的颜色、量和性状，作好记录，并保证引流的畅通。

（3）如引流量＞200mL/h，连续 3 小时有活动性出血，应立即报告医生并及时处理。

5. 肺部未扩张的潜在并发症

（1）手术前，告知患者不要吸烟，避免感冒。

（2）手术前，对患者进行咳嗽、排痰、深呼吸的指导。

（3）手术后，每 2 小时帮助患者翻身一次，并帮助患者咳出痰液。

（4）观察并评估患者有没有明显出现呼吸减弱、呼吸困难等症状。

（5）在患者咳嗽、排痰困难时给予雾化吸入，每天 2 次，必要时吸痰，以保证呼吸道的畅通。

（6）手术后，要求患者做每天 3～4 次的吹气球运动，并在医生的指导下使用抗菌药物，及时对肺部的炎症进行治疗。

（四）重点沟通内容

1. 交流

"您有没有觉得要很用力才能呼吸？"

"您咳出的痰液是什么颜色的？"

"您抽烟多久了？"

"您有没有觉得伤口疼痛？"

"您的食欲怎么样？"

"您运动后有没有头晕、心悸、出汗的感觉？"

2. 非语言沟通

（1）测体温、脉搏、呼吸、血压、神志。

（2）观察创面情况，观察胸膜腔引流的量、颜色、性质，并做相应的记录。

（3）监测电解质、肺功能、X 线、CT 等检查结果。

（五）健康指导

（1）定期进行胸部 X 线检查。

（2）不要吸烟。

（3）保持口腔清洁，如有牙周炎症或其他口腔疾病，应立即就医。

（4）恢复训练。

① 进行腹部深呼吸及有效的咳嗽训练，可以缓解痛苦、增强肺部的扩张和

通气能力。

②进行吹气球训练，使肺部膨胀。

③进行肩、臂、手和对侧肩抬手过头的运动，能有效地避免术后肩关节强直，促进血液流通，避免血栓的发生。

（5）解释每个导管的用途、注意事项和可能产生的不适症状。

（6）术后应加强呼吸功能训练、有效咳嗽、保持口腔清洁、预防呼吸道感染、维持良好的营养状态、保证充足的睡眠和运动。如有伤口疼痛、咳嗽剧烈、咯血等情况，应及时就医。在使用化疗药物的时候要注意血常规的改变，同时还要定时检查血常规和肝功能的情况。

三、食管癌护理常规

（一）病情观察要点

（1）监测患者的各项生命体征，包括血液中的氧饱和度、呼吸声清晰与否、体温有没有升高。

（2）对体液补充情况、尿量进行监测。

（3）检查创面及导管：创面有没有血液渗出，导管是否畅通，胸膜腔闭式引流管引流的量和性状，有没有食管吻合瘘。

（4）了解患者的精神状况：是否有焦虑、恐惧、紧张等不良情绪，是否能够配合不同的治疗及护理。

（5）对胃肠减压状况进行观察。

（二）主要护理问题及相关因素

（1）营养失调——营养低于身体需求：与吞咽困难、营养摄入量不足、癌肿消耗等有关。

（2）疼痛：与溃疡、食管炎及其他疾病有关。

（3）活动无耐力：与疼痛、营养不良、器质不良有关。

（4）预感性悲哀：与对治疗失去信心、绝望、对生活失去兴趣等有关。

（5）交流受到限制——声嘶：与食管肿瘤侵犯喉返神经等有关。

（6）潜在并发症——术后吻合口瘘：与肿瘤侵犯、营养不良、吻合口愈合不良等有关。

（三）主要护理问题的护理措施

1. 营养失调——营养低于身体需求

（1）手术前对患者进行教育，鼓励患者多食，少食多餐。手术后，应按照病情或医生指示进食。

（2）为患者提供干净、清洁的用餐环境；增加菜品的色、香、味，以刺激患者的食欲。

（3）协助进食能力低下的患者进食。

（4）对进食极度困难者，应静脉补充营养，如50％葡萄糖、维生素C、维生素B_6、电解质、清蛋白、脂肪乳剂等。此外，还可以通过鼻饲或空肠造瘘管饲营养支持。

（5）建议患者多卧床或少做运动，以减少体能消耗。

（6）对体重、血红蛋白、清蛋白等进行监测。

2. 疼痛

（1）避免进食过热、粗糙或酸性食物，以减少局部刺激。

（2）提供安静、舒适的休息环境，保证充足的睡眠，以减轻疼痛。

（3）观察患者疼痛的部位、性质、程度及持续时间。

（4）教导患者分散注意力，如自我放松、催眠、听音乐等。

（5）遵医嘱服用止痛药。

3. 活动无耐力

（1）让患者理解休息的必要性，特别是在起床前或用餐前。

（2）在患者方便的位置放置经常使用的东西。

（3）帮助患者做好饮食、卫生、如厕等日常护理，以满足患者的需要。

（4）根据患者的承受能力，制订合理的运动方案，逐渐增加运动强度和运动时长。

（5）在患者活动时应保持地板干爽，清除房间中的障碍物，并有人陪伴，以保证患者安全。

4. 预感性悲哀

（1）定期对患者进行检查，以获得患者信任，并能满足患者的要求。

（2）为患者提供安全、舒适的环境，使患者能够自由地宣泄情感。

（3）在日常生活中多与患者沟通，倾听患者的心声，并表示理解，注意维护患者的自尊。

（4）通过几个成功案例激励患者重拾生活的信心。

（5）寻找合适的支持系统。

（6）建议单位领导或同事给予关怀。

（7）鼓励亲友对患者进行安抚，必要时陪伴。

5. 交流受到限制

（1）详细了解患者的生活习惯，正确地理解患者的意愿。

（2）让患者家属陪伴，护士要经常与患者家属沟通，掌握患者的日常情况，并对患者提供及时有效的帮助；为患者提供用纸和笔，辅助患者进行沟通交流。

（3）教会患者使用常见的手语，并运用声音语调配合面部动作与实物进行交流。

6. 术后吻合口瘘的潜在并发症

（1）手术后采用舒服的姿势，将床头抬起 30°，避免胃液倒流，刺激吻合口。

（2）观察吻合口瘘征象，如发热、脉搏加快，引流液色泽、性状和气味发生改变等。在手术后的 2 天内，应尽量避免颈部吻合口的牵拉，以促进吻合口的恢复。

（3）放置胃管，2 小时抽吸 1 次，如果有大量的胃液，可打开引流囊引流，并将胃液和胃中的气体排出。告知患者家属留置胃管的重要性，不要自己拔除，翻身过程中要避免胃管脱落。如果出现胃管脱落，应立即向医务人员报告。胃管48h 内拔出后切勿重新插入，以防出现吻合口瘘。

（4）手术结束后不要过早进食，术后 5～7 天可以服用 200mL/d 的葡萄糖氯化钠溶液，密切关注有无吻合口瘘的发生。如果没有任何异常情况，可以先进食流食，逐步向正常饮食转变。

（5）吻合口瘘一经出现，遵医嘱禁食，并进行高营养的静脉注射，以促进吻合口愈合。

（四）重点沟通内容

1. 交流

"您昨天晚上休息得咋样，有咳嗽吗？"

"您每天晚上会醒多少次？"

"您吃东西的时候有没有感觉到阻塞？"

"您是不是觉得肋骨后面像针扎一样疼？"

"您有没有想要吐的感觉？"

"您的嗓子是从何时变得嘶哑的？"

"您觉得胸口疼吗？"

"您吃饭的时候有没有咳嗽？"

"您有没有感觉到胸部和后背酸痛？"

"您吃东西的时候是不是觉得喘不过气来？"

2. 非语言沟通

（1）体温、脉搏、呼吸、血压、神志、伤口、尿量检查。

（2）对胃肠道减压进行分析，并对胃管引流液的颜色、量、性质进行分析。

（3）掌握患者的精神状况，合理安排膳食，协助胸片、电解质、血常规等检查。

（五）健康指导

（1）饮食指导。

① 禁食目的：预防术后胃部充盈，减少吻合口张力，促进吻合口愈合。

② 进食的基本准则：从稀到干，逐步提高饮食的摄入量，尽量不要喝辛辣、含糖的饮料，不要吃太快、太多，不要吃太硬的东西。

（2）体位指导：引导患者采取半卧姿势进食，避免出现反流、呕吐现象，有利于肺膨胀和引流。

（3）引导患者进行深呼吸，主动咳嗽和吐痰。

（4）口腔清洁。

（5）指导活动。

① 加强肺通气，可促进消化物的排泄，降低肺的并发症。

② 能改善肠蠕动，减轻胃胀气，提高食欲。

③ 改善血管流通，降低血栓的发生。

④ 注意控制锻炼强度，防止疲劳的发生。

（6）定期随访，坚持后续治疗。

四、先天性心脏病护理常规

（一）病情观察要点

（1）对患者的神志、呼吸、血压、体温、心率、尿量、皮肤的颜色进行观察。

（2）监测患者的心脏和呼吸功能：术后心电监测指标的变化，有无缺氧表现，双肺呼吸音情况，呼吸机工作状况是否正常，各项参数是否正常。

（3）观察伤口及各种引流情况，引流液的颜色、性质和量，尿量、颜色，伤口敷料有无渗血、渗湿等。

（4）患者精神状况：对病房环境的适应性。

（二）主要护理问题及相关因素

（1）低效性呼吸状态：与使用呼吸机、对呼吸机产生依赖、术后无力呼吸、术后害怕伤口疼痛等因素有关。

（2）体温异常：手术后的体温偏低或偏高，与体外循环低温麻醉、低温手术后体温反跳有关。

（3）体液不足：与血液不足、利尿、血液丢失等因素有关。

（4）潜在并发症——心内压迫：与手术时不完全的止血、凝血机制、心包引流不通等因素有关。

（5）心脏排血不足：与心脏病变、心功能减退、血容量不足、严重的心律不齐有关。

（6）潜在并发症——电解质失调：与利尿和电解质在体内体外的再分配有关。

（三）主要护理问题的护理措施

1. 低效性呼吸状态

（1）手术前，对患者进行深呼吸及有效的咳嗽练习，并引导他们通过肢体语言来表达使用呼吸机期间的感觉和需求。

（2）遵医嘱调整通气管的各项指标，使血液气体分析仪的数值维持在合适的范围内。

（3）密切观察患者的呼吸音，及时吸痰，观察痰液的性质、颜色和量。

（4）在气管中滴药雾化吸入，以保证呼吸道的畅通。

2. 体温异常——低温或高温

（1）密切观察体温改变，量体温 1 次/4h，最好放置体温测试仪，对患者实时决策体温。

（2）对于手术后体温不升的患者，将室内温度调整到 20℃，并用热水袋、被褥加热，防止因低温引起的心律不齐。

（3）将体温恢复到 37℃时解除加热设备，体温逐步升至 37.5℃时在头部放置一块冰块，以避免体温反跳发生过高热。

3. 体液不足

（1）观察患者皮肤黏膜有无干燥和脱水。

（2）记录切口、引流管等流失的液体的数量、性质和颜色。

（3）详细记录 24 小时进出水量。

（4）遵医嘱静脉补液，用输注泵来控制流速。

（5）要经常对引流管进行按压，使其畅通。

（6）为紧急情况下的紧急输血做好交叉配型。

（7）遵医嘱服用鱼精蛋白、维生素 K、血小板、凝血因子等药物。

4. 心绞痛的潜在并发症

（1）术后监测血压、脉搏、呼吸、中心静脉压、血红蛋白、红细胞比值和凝血因子含量。

（2）定时挤压心脏导管，确保其畅通。

（3）观察术后胸腔及心包引流情况，若引流速度骤降，心音较远，心室压力逐步上升，血压有降低的倾向，心跳加速，X线显示心影增大，有严重的心绞痛，必须马上进行治疗。

（4）准备应急开胸包，如果出现心肌梗死，立即配合医生进行手术，抢救患者生命。

5. 心脏排血不足的潜在并发症

（1）观察记录患者疲劳、乏力的情况；有没有出现意识和方向感的紊乱。

（2）继续进行心电监测，如有任何异常情况，应立即向医生汇报。如果治疗心律不齐的药物没有效果，可以选用电除颤。

（3）准备好心脏起搏器，因心律失常是常见并发症，故术中常规放置心内起搏导线。

（4）在医生的指导下服用抗凝血药物，同时要调整药物的引导速率。

（5）使用快速利尿药物，遵医嘱确保电解质在正常水平。

6. 潜在并发症——电解质紊乱

（1）对患者电解质紊乱的临床表现和体征进行观测。

① 缺钾：胃肠蠕动减弱、腹胀、四肢无力、心律失常、血压下降等。

② 缺钠：恶心、呕吐、精神疲乏、困倦等。

③ 缺镁：血压降低、心跳加快、呼吸缓慢、虚弱、定向障碍等。

（2）多食用橘子、香蕉等水果，督促家属提供清淡、易消化、营养丰富的食品。

（3）遵医嘱进行电解质检查，发现异常应立即进行修正。

（4）对患者进行心电图监测，结合尿量观察，如果少尿高钾，心电图示T波高尖。

（四）重点沟通内容

1. 交流

"小朋友，活动后是不是感到憋气？"

"你每天晚上醒几回？"

"你的手术完成了，能不能自己咳嗽一下把痰咳出？"

"你怕冷吗？有没有着凉？"

2. 非语言沟通

（1）测量体温、呼吸、脉搏、血压、神志、瞳孔、尿量、中心静脉压。

（2）检查皮肤颜色、嘴唇颜色、眼睛是否水肿、创面包扎等。

（3）辅助心电图、心脏彩超、肺功能、CT、血气分析、电解质、血常规、尿常规等检查。

（五）健康指导

（1）将使用引流器、呼吸机的重要性和使用方法告诉患者。

（2）指导患者戒烟、腹部呼吸运动及有效的咳嗽排痰方式，使患者在手术后能够更好地清理呼吸道，防止呼吸道的感染，促进肺膨胀。

（3）出院时要注意合理的膳食搭配，保持良好的大便规律，在手术后的 6 个月内不能做剧烈的体力运动等。平时要注意体温，做好防寒保暖，预防上呼吸道感染，多做运动，并定时进行检查。

（4）膳食指南：食用维生素丰富的食品，伴有心功能不全的患者，应以低盐饮食为主。

第三节　泌尿外科疾病护理

一、尿石症一般护理常规

（一）病情观察要点

（1）疼痛的性质、部位、持续时间、伴随症状等。

（2）小便的颜色、性质、量，注意有无血尿、尿频、尿痛、尿急等排尿异常。

（3）神志、生命体征，注意有无面色苍白、出冷汗等疼痛性休克的表现。

（4）体温及血常规的变化，注意有无感染的发生。

（5）术后观察引流管是否通畅，注意引流液和尿液的量和颜色。

（二）主要护理问题及相关因素

（1）疼痛：与结石刺激引起的炎症、损伤及平滑肌痉挛等有关。

（2）排尿形态异常——血尿：与结石粗糙损伤肾、输尿管和膀胱黏膜有关。

（3）有感染的危险：与结石梗阻、引流管引流效能降低、留置导尿管导致逆行性感染及侵入性诊疗等有关。

（4）潜在并发症——出血：与继发感染、活动过早、腹压增高、患者的凝血机制障碍等有关。

（5）潜在并发症——漏尿：与造瘘管引流不通畅及感染等有关。

（三）主要护理问题的护理措施

1. 疼痛

（1）认真倾听患者主述，观察疼痛性质、部位、持续时间和伴随症状。

（2）安排适当的卧位，给予软枕支托，嘱患者适当休息，避免大幅度运动。

（3）给予局部热敷，以减轻疼挛性疼痛。

（4）疼痛发作时遵医嘱给予解痉镇痛药，如阿托品、硝苯地平（心痛定）、哌替啶等，随时观察止痛效果。

（5）疼痛时间长及有恶心、呕吐时，需遵医嘱静脉补液，保持水、电解质平衡。

2. 排尿形态异常——血尿

（1）密切观察尿液的颜色、性质、量，并做好记录。

（2）多休息，避免剧烈运动。

（3）遵医嘱用止血药和抗生素。

（4）嘱患者多饮水（不少于 2500～3000mL/d），以利血尿排出和预防感染。

3. 有感染的危险

（1）术后观察伤口有无渗血及漏尿情况，发现异常，及时报告医生。

（2）保持切口敷料干燥，若有浸湿，及时更换。

（3）观察引流液及尿液的色、量变化。

（4）各项操作严格遵守无菌技术，定期更换引流袋，更换引流袋 1 次/天，更换抗反流引流袋 1 次/周。

（5）保持引流通畅，防止引流管受压、扭曲或堵塞，低于皮肤出口平面，及时倾倒尿液，防止逆行感染。

（6）留置导尿时进行尿道口护理，2 次/天。

（7）监测体温，血、尿常规及进行尿培养，及时送检尿样本。

4. 潜在并发症——出血

（1）遵医嘱加强抗炎及支持疗法。

（2）严密监测生命体征和各种引流液的颜色、性质、量，直至拔管时为止。

（3）肾实质切开取石或肾部分切除术后嘱患者绝对卧床休息 2 周以上，翻身应有护士协助，动作宜轻，输尿管取石术后平卧 6 小时后即可取半坐卧位。

（4）术后 48 小时内大出血，多因为术中止血不够完善（因肾血流丰富，组织脆嫩，缝合止血不易），应严密观察引流液血色深浅，进行性出血者，积极做好再次手术止血准备。

（5）告诉患者术后 7～14 天出血多与肠线吸收或脱落、腹压突增如咳嗽、便秘有关，嘱咐患者要预防感冒和便秘，防止因腹压增高而引起出血。

（6）如有大出血，立即通知医生，指导患者绝对卧床休息；放松紧张情绪，必要时予以镇静处理。

5. 潜在并发症——漏尿

（1）保持引流管通畅，严防受压、扭曲、堵塞并注意引流液的颜色及量。

（2）术后向患者解释肾周引流管作用，引流管最少保留 4 天，确定无渗液方可拔管。否则应继续引流，以减少漏尿。

（3）密切观察伤口敷料是否干洁，如有渗湿即予以换药。

（4）密切观察膀胱区是否有痉挛性疼痛，如有发生立即遵医嘱予以解痉处理，以防尿道口溢尿。

（四）重点沟通内容

1. 交流

"您好，今天腰痛好些了吗？"

"请问您今天小便颜色怎样？排尿时还那么痛吗？"

"您今天有没有下床活动？有没有遵医嘱去蹦楼梯促进排石？"

"请问您每天喝了几杯水？尿液较住院前增多了吗？尿线还分叉吗？"

"早上好，您注意到尿中有碎石排出吗？"

2. 非语言沟通

（1）根据病情监测生命体征、腹部及肾区体征等；查看各引流管情况及引流液色、性状、量；神志、面色、精神状态等全身情况。

（2）协助各项特殊检查、化验等。

（3）术后卧床患者协助生活护理。

（五）健康指导

（1）经常向患者宣传疾病相关知识，使患者了解尿石症的原因、病理、症状及预防知识，简明介绍手术方式、麻醉方式及术前、术后注意事项。

（2）简明介绍排石的几种方法，指导患者配合医务人员进行有效排石。

① 非手术治疗：大量饮水、跳跃或体位加肾区叩击排石、中草药排石、针刺疗法。

② 体外冲击波碎石。

③ 膀胱镜、输尿管镜或经皮肾镜取石或碎石。

④ 手术取石。

（3）宣传饮水、运动的意义：大量饮水（＞2500～3000mL/d），适当运动，尿量保持＞2000mL/d，使尿液稀释，促进尿中结石物质排出。

（4）饮食指导：宣传饮食成分结构与结石的相互关系，预防为主。

① 高钙结石：不宜食用牛奶、奶制品、精白面粉、巧克力、坚果等。

② 草酸结石：不宜食用浓茶、番茄、菠菜、芦笋，多食用含纤维丰富的食物。

③ 尿酸结石：不宜食用高嘌呤食物，如动物内脏，应进食碱性食品。

④ 感染性结石：建议进食酸性食物，使尿液酸化；应用尿酶抑制药，有控制尿石增大的作用。

（5）教会患者观察排尿情况及尿液性状、颜色等情况，如有排尿不畅、血尿等异常应及时就诊。

（6）定期复诊：治疗后定期进行尿液化验、X线或B超检查，观察有无复发、残余结石情况。

二、前列腺增生护理常规

（一）病情观察要点

（1）观察排尿情况及尿液的颜色、性质和量。

（2）监测生命体征及神志、面色等全身情况。

（3）持续膀胱冲洗时，应观察冲洗管道是否通畅，冲洗速度、洗出液的颜色。

（4）观察疼痛的部位、性质、持续时间。

（二）主要护理问题及相关因素

（1）排尿形态的改变——尿潴留：与尿路梗阻、膀胱逼尿肌功能下降等有关。

（2）疼痛：与膀胱痉挛及手术等有关。

（3）潜在并发症——出血：与术后膀胱痉挛、尿管气囊牵引移位或力度不够、腹压突然增高（咳嗽、便秘、憋气等）有关。

（4）潜在并发症——感染：与尿路梗阻、尿液引流不畅、免疫能力低下等有关。

（5）知识缺乏：缺乏术后康复知识。

（三）主要护理问题的护理措施

1. 排尿形态的改变——尿潴留

（1）创造舒适、安全环境，稳定患者情绪，做好陪探人员的管理，排尿时用床旁帘或屏风遮挡患者。

（2）教会患者自我放松的方法，病情允许时适当抬高床头或扶坐床沿或站立，鼓励自行排尿。

（3）帮助患者建立排尿反射，如听流水声、下腹部热敷、自我按摩等。

（4）以上措施均无效时，严格无菌技术导尿，第一次放尿＞500mL者可留置导尿管，再间歇性定时开放，以利于膀胱功能恢复。

（5）拔除尿管后，了解患者排尿次数、间隔时间及尿的颜色；告知患者切忌长时间憋尿，防止膀胱过度充盈，影响逼尿肌的功能，再度发生尿潴留。

2. 疼痛

（1）评估患者疼痛原因、部位、性质、持续时间。

（2）协助患者取舒适卧位，以减轻疼痛。

（3）妥善固定各引流管，防止引流管移动引起疼痛。

（4）教患者使用放松技巧如缓慢有节奏的深呼吸、打哈欠等。

（5）持续膀胱冲洗时注意冲洗液的温度，以微温最适宜；要确保冲洗管道通畅，若引流不畅应及时进行高压冲洗抽吸血块，以免造成膀胱充盈、痉挛而加重疼痛、出血。

（6）遵医嘱给予解痉止痛药。

3. 潜在并发症——出血

（1）密切监测生命体征与尿液或膀胱冲洗引流液的颜色，及时发现出血征象，如确定有出血，立即报告医生，紧急处理。

（2）气囊导尿管以宽胶布固定于一侧大腿内侧，牵拉适度，使球囊压迫于膀胱颈以利于止血，嘱患者该侧大腿尽量制动，以免导致导尿管球囊移位、加重出血。

（3）根据引流液的颜色及时调节膀胱持续冲洗速度，色深则快、色浅则慢。防止血凝块堵塞导尿管，造成膀胱充盈、痉挛而加重疼痛、出血。

（4）术前训练床上排便习惯，调整饮食，防止大便秘结。

（5）术后积极治疗呼吸道疾病，并防止受凉感冒、咳嗽。

4. 潜在并发症——感染

（1）遵医嘱合理应用抗生素。

（2）留置导尿期间进行尿道外口护理，2次/天，嘱患者多喝水，防止泌尿系统感染。

（3）膀胱持续冲洗要严格执行无菌操作，以密闭式冲洗为宜。

（4）保持各引流管通畅，每天更换引流袋。

（5）观察伤口有无红、肿、热、痛现象，定时监测体温。

（6）肠蠕动恢复后，给予高蛋白、高热量饮食，加强营养支持，提高机体抵抗力。

5. 知识缺乏

（1）评估患者的文化程度、学习能力及对疾病的认识程度。

（2）耐心做好本病的治疗护理知识宣教，讲解可能出现的并发症的防治知识。

（3）提醒患者拔除导尿管后，尿频、尿急、尿失禁的现象可能持续半年甚至更长的时间才能恢复正常（因为尿道括约肌损伤难以恢复）。

（4）指导患者进行提肛训练。

（5）提醒患者术后1～2个月内不宜过早、过度活动，避免进行骑跨运动及坐软沙发，避免出现负重、便秘、用力咳嗽等腹压增加因素，术后6个月内都有发生出血的可能（因为前列腺窝创面完全恢复需要较长的时间）。

（四）重点沟通内容

1. 交流

"请问您夜间排尿几次？尿线有多粗？"

"请问您有没有排尿时要延长时间才排出来的情况？"

"您好，今天排尿疼痛好些了吗？"

"您好，请问您的尿液是什么颜色？每次量大概有多少？"

"您有没有感冒咳嗽呀？"

"您今天解大便了吗？有没有便秘的现象？"

"您拔尿管后解小便了吗？尿线是否变粗了？"

2. 非语言沟通

（1）根据病情（随时/及时/遵医嘱）监测生命体征、下腹部体征等；查看膀胱冲洗及各管道通畅情况，以及引流液、尿液颜色、性状、量，神志、面色、精神状态等全身情况。

（2）协助术前特殊检查等。

（3）术后卧床时协助生活护理；协助翻身、叩背、肢体被动运动等。

（五）健康指导

（1）向患者介绍疾病的病因、发病机制、临床表现、手术与麻醉方式、术前术后注意事项等。

（2）术后保持膀胱造瘘管、导尿管及膀胱冲洗引流通畅，防止管道堵塞、扭曲、受压，甚至滑脱，防止气囊导尿管移位、松脱和气囊破裂，观察尿液或洗出液的颜色、性质、量的变化。

（3）饮食指导：多饮水，勿憋尿，禁烟酒、咖啡及辛辣刺激性食物，多食香蕉、蜂蜜、粗纤维食物，保持大便通畅。

（4）出院后排尿的观察：1～3个月内可出现轻微血尿、尿痛、尿急、尿血痂等，是前列腺窝创面修复的正常过程，告知患者勿紧张，多饮水，促进排尿即可，如症状重则卧床休息，或门、急诊就诊。

（5）休息和活动：术后宜多休息，适当活动如散步、打太极，避免负重、爬楼、用力咳嗽、大便干结、久坐、坐软沙发或软垫、骑车及剧烈运动等，以免腹压增高或摩擦前列腺引起创面出血。

（6）提（缩）肛训练的指导：术后2周后即可做提（缩）肛训练，勿求快、力求到位，每次30～50回合，3次/天。提肛训练方法：深吸气时将肛门提起、缩紧，慢慢呼气，将肛门放松，如此反复。如血尿重时暂停锻炼。

（7）性生活的指导：术后3个月内禁止性生活，如术后短期内有血精，无须紧张。

（8）定期复查，如出现血尿加重、排尿困难等应及时就诊。

三、肾结核护理常规

（一）病情观察要点

1. 术前观察

（1）有无膀胱刺激征：尿频、尿急、尿痛等，有无血尿、脓尿。

（2）有无肾区肿块及消瘦、发热、乏力、盗汗、贫血、食欲减退等结核症状。

（3）了解肾功能及辅助检查化验结果。

（4）观察抗结核药的效果和不良反应。

2. 术后观察

（1）泌尿系统功能状态：注意第1次小便时间、尿量、颜色。

（2）生命体征等全身情况。

（3）观察伤口愈合情况，伤口引流管及其引流液量、色、性状，了解有无出血。

（4）心理和认知状态。

（二）主要护理问题及相关因素

（1）排尿形态异常：与结核性膀胱炎、膀胱挛缩等有关。

（2）营养失调——低于机体需要量：与摄入减少、结核病变消耗大、血尿、手术后出血等有关。

（3）焦虑/恐惧：与病程长、患肾切除、并发症等有关。

（4）有感染的危险：与疾病本身及机体抵抗力减低、手术、留置管道等有关。

（5）知识缺乏：缺乏疾病知识及治疗护理方面知识。

（6）潜在并发症——肾功能不全。

（三）主要护理问题的护理措施

1. 排尿形态异常

（1）安慰患者，做好疾病知识的宣教，消除焦虑和紧张情绪。

（2）鼓励患者多饮水（＞3000mL/d），以增加尿量；进食高蛋白、高热量、高维生素、易消化饮食，以改善营养状况，增强机体抵抗力。

（3）保持会阴部清洁干燥，做好皮肤护理。

（4）多休息，保证充足睡眠。

（5）遵医嘱规范服用抗结核药，或输注抗结核药。

2. 营养失调——低于机体需要量

（1）与营养师协调，鼓励并指导患者进食，饮食宜高蛋白、高热量、高维生素、易消化，少食多餐。

（2）创造良好的进食环境，卧床患者协助进食，及时处理呕吐物。

（3）多休息以减低体能消耗。

（4）必要时遵医嘱予以补液、静脉营养支持。

（5）出现血尿或有出血时遵医嘱积极止血处理。

（6）做好心理护理，避免不良情绪，让患者以积极正面的心态主动进食、改善营养状况。

3. 焦虑/恐惧

（1）患者入院时护士热情、主动迎接，介绍环境及医务人员，建立良好的护患关系。

（2）经常与患者及其家属交流和沟通，宣教疾病及治疗护理知识，缓解和消除患者及其家属焦虑/恐惧情绪。

（3）充分评估患者对疾病的认知程度、对手术和社会支持系统的期望值，及时发现引起情绪或心理变化的诱因，对症实施心理疏导。

（4）介绍患者与同病种且已恢复的病友谈心，通过成功者的现身说法帮助患者度过心理调适期，以良好的心态面对疾病和治疗。

（5）根据患者的兴趣，鼓励参加一些增加舒适和松弛的活动，如听音乐、呼吸练习等。

4. 有感染的危险

（1）术后 3 天测体温 3 次/天，复查血常规，及时观察白细胞变化。

（2）确保抗生素的正确使用，预防感染发生。

（3）密切观察切口情况，敷料有渗湿及时通知医生更换。

（4）保持引流通畅，严格无菌技术操作，正确更换引流袋；观察引流液的颜色、性状。

（5）保持会阴部清洁干燥，每天用聚维酮碘棉球消毒尿道外口及其近段导尿管。

（6）加强营养支持，增强自身抵抗力。

5. 知识缺乏

（1）评估患者的知识缺乏程度、文化水平和理解能力，主动与患者及其家属沟通，及时解疑释惑。

（2）宣教本病治疗、护理、手术等有关知识，使患者及其家属理解并积极配合。

（3）加强指导，告知患者及其家属药疗、术后配合和出院后的注意事项。

（4）肾造瘘管出院的患者应教会患者进行瘘口及引流管的观察与护理，有异常应及时就诊。

（四）重点沟通内容

1. 交流

"您好，请问您今天小便是什么颜色？"

"您今天喝水多吗？喝了几杯？"

"您昨晚睡得好吗？起床小便次数较前有减少吗？"

"您现在小便时感觉怎样？"

"您吃了抗结核药后小便颜色是否变了？"

"您今天下午有没有下床活动？"

"您伤口疼不疼？有没有恶心欲吐？"

2. 非语言沟通

（1）遵医嘱监测生命体征；术后查看有无伤口出血、渗血，各引流管道情况及引流液色、性状、量；神志、面色、精神状态等全身情况；有无血尿及其性状、量；全身皮肤是否干洁、有无压疮等。

（2）术后卧床时协助生活护理；协助翻身、叩背、肢体被动运动等。

（3）协助各项特殊检查、化验。

（五）健康指导

（1）讲解本病治疗和护理相关知识、药物作用和不良反应等，简明介绍手术、麻醉方式；告知患者只要一侧肾功能良好，则排泄能力不受影响。

（2）饮食指导：宜进高蛋白、高热量、高维生素、易消化食物，以促进康复。

（3）休息和活动：术后病情未稳定时应平卧休息，禁止下床活动。术侧保留有肾组织的应卧床 7～14 天，减少活动；肾切除者血压平稳后可取半卧位，鼓励其早期活动。

（4）指导患者主动调适心态，避免不良情绪。

（5）术后保持各管道固定通畅，避免受压、扭曲、堵塞以及滑脱，如有异常及时告知医务人员。

（6）观察保护健肾功能：对于肾切除的患者应观察第 1 次排尿的时间、尿量、颜色；连续 3 天记录 24 小时尿量，如术后 6 小时无排尿或 24 小时尿量较少，应立即通知医生。

（7）用药指导。

① 抗结核用药应坚持联合、规律、全程的原则，不可随意间断或减量、减药。

② 术后继续服药 6 个月以上，防止结核病复发。

③ 注意药物不良反应，定期复查肝、肾功能，听力、视力等；若出现恶心、呕吐、耳鸣、听力下降等症状应及时就诊。

④ 勿用或慎用肾毒性药物，如氨基苷类药、磺胺类药。

（8）出院后定期复查尿常规、尿结核分枝杆菌，连续半年尿中无结核分枝杆菌为稳定阴转；5 年不复发可认为治愈。

四、肾肿瘤护理常规

（一）病情观察要点

（1）有无无痛性血尿、腰腹部包块、腰痛等表现。

（2）生命体征、神志、精神状态等情况。

（3）术后观察伤口、各引流管及引流液、尿液颜色、量、性状。

（4）患者的心理状态。

（二）主要护理问题及相关因素

（1）营养失调——低于机体需要量：与肿瘤消耗和营养摄取不足等有关。

（2）恐惧/焦虑：与对癌症的恐惧、害怕手术及肿瘤的恶性程度等有关。

（3）有感染的危险：与手术切口、引流置管、机体抵抗力下降等有关。

（4）活动无耐力：与贫血等有关。

（5）潜在并发症——出血。

（6）知识缺乏：缺乏疾病治疗和护理知识。

（三）主要护理问题的护理措施

1. 营养失调——低于机体需要量

（1）根据病情制订饮食计划，合理搭配，鼓励患者多进食高蛋白、高热量、高维生素、易消化的食品，多饮水；术后待肛门排气后逐渐由流质过渡到普食。

（2）做好心理护理，使患者积极主动进食，改善营养状态。

（3）术后禁食期间根据医嘱给予胃肠外营养支持，必要时给予输血治疗。

（4）保证充足的休息和睡眠，适当活动，以减低机体消耗、促进恢复。

2. 恐惧/焦虑

（1）注意保护性医疗措施，避免在患者面前谈论病情的严重性。

（2）经常与患者及其家属交流和沟通，建立良好的护患关系。

（3）宣教疾病及治疗护理知识，解疑释惑，缓解和消除患者及其家属焦虑/恐惧情绪。

（4）充分评估患者对疾病的认知程度、对手术和社会支持系统的期望值，及时发现引起情绪或心理变化的诱因，对症实施心理疏导。

（5）介绍患者与同病种且已恢复的病友谈心，通过成功者的现身说法帮助患者度过心理调适期，以良好的心态面对疾病和治疗。

（6）根据患者的兴趣，鼓励参加一些增加舒适和松弛的活动，如听音乐、呼吸练习等。

3. 有感染的危险

（1）各项治疗护理应严格无菌操作，避免交叉感染。

（2）加强切口及各管道的观察与护理，保持敷料干洁、引流通畅。

（3）保持口腔、皮肤、尿道外口的清洁卫生，做好口腔、皮肤、尿道外口的护理。每天消毒尿道外口及近段导尿台，保持会阴部清洁干燥。

（4）密切观察生命体征，注意体温的变化。

（5）给予营养支持，增强机体抵抗力。

（6）做好病房管理，限制探视的次数及人数，有感染性疾病患者谢绝探视。

4. 活动无耐力

（1）增强营养，进食营养丰富的食物，必要时静脉营养支持或输血。

（2）保证充分的休息与睡眠。

（3）根据患者体能情况指导活动，宜循序渐进，避免劳累。

（4）给予辅助设备如轮椅、拐杖等，活动时需有人监护。

（5）加强意外事件预防的宣教，采取措施防跌倒、防坠床、防烫伤等。

5. 潜在并发症——出血

（1）密切观察病情变化，监测生命体征，及时发现出血征象。

（2）注意伤口渗血、尿及伤口引流液颜色、量的变化，如颜色突然加深、量增多应立即通知医生。

（3）术侧保留有肾组织的应卧床 7～14 天，减少活动，防止出血。

（4）遵医嘱给予止血药输注。

（5）出血量大、非手术治疗效果欠佳时应行急诊手术准备，再次手术止血。必要时予以交叉配血。

（四）重点沟通内容

1. 交流

"您好，请问血尿的颜色浅些了吗？排尿的时候痛吗？"

"请问您现在还有没有尿频尿急的情况？"

"您腰部还痛吗？"

"您好，您是不是害怕手术啊？"

"请问您伤口疼不疼？"

"您今天下床了吗？"

"您肛门排气了吗？"

2. 非语言沟通

（1）根据病情（随时/及时/遵医嘱）监测生命体征、腰腹部体征等；术后查看有无伤口出血、渗血，各管道情况及引流液、尿液颜色、性状、量；神志、面色、精神状态等全身情况。

（2）术后卧床时协助生活护理；协助翻身、叩背、肢体被动运动等。

（五）健康指导

（1）向患者及其家属宣教疾病治疗和护理知识，简明介绍手术、麻醉方式；告知患者只要健肾功能良好，则排泄能力不受影响。

（2）饮食指导：宜进高蛋白、高热量、高维生素、易消化的食物，以促进康复。

（3）休息和活动：术后病情未稳定时应平卧休息，禁止下床活动。术侧保留有肾组织的应卧床 7～14 天，减少活动；肾切除者血压平稳后可取半卧位，鼓励其早期活动。

（4）指导患者主动调适心态，避免不良情绪；动员家属给予有力的心理支持。

（5）术后保持各管道固定通畅，避免受压、扭曲、堵塞以及滑脱，如有异常及时告知医务人员。

（6）观察保护健肾功能：对于肾切除的患者应观察第 1 次排尿的时间、尿量、颜色；连续 3 天记录 24 小时尿量，如术后 6 小时无排尿或 24 小时尿量较少，应立即通知医生；禁用或慎用肾毒性药物，如磺胺类药、氨基苷类药、抗生素、免疫抑制药。

（7）出院后注意休息、适度锻炼，加强营养，增强体质。

（8）定期复查，发现血尿、腰腹痛等异常及时就诊。

① 术后定期复查肝、肾、肺、脑等脏器功能，及早发现转移病灶。

② 化疗、放疗期间定期复查血、尿常规，一旦出现骨髓抑制，应暂停治疗。

第四节　骨科疾病护理

一、骨科一般护理常规

（一）病情观察要点

（1）生命体征、精神状态、体位、皮肤完整性等全身情况。

（2）肢体或患处疼痛、肿胀、温度、颜色、感觉、动脉搏动及活动等情况，是否有开放性骨折。

（3）大、小便情况，注意有无便秘。

（4）伤口、牵引、固定情况。

（5）脱水药物的作用和不良反应。

（6）患者的心理状态。

（二）主要护理问题及相关因素

（1）躯体移动障碍：与肌肉、骨骼受损、疼痛、医疗限制、活动耐力有关。

（2）有皮肤完整性受损的危险：与长期卧床、活动受限有关。

（3）有周围血管神经功能障碍的危险：与疾病本身、骨折、手术有关。

（4）便秘：与长期卧床、缺少活动或排便习惯有关。

（5）焦虑：与担心疾病预后、病程长、治疗费用有关。

（6）自理缺陷：与瘫痪、卧床治疗、医疗限制（如牵引、石膏固定）等有关。

（三）主要护理问题的护理措施

1. 躯体移动障碍

（1）协助卧床患者洗漱、进食、排便及个人卫生活动等。

（2）移动患者躯体时，动作应轻稳准，以免加重肢体损伤。

（3）指导并鼓励患者做力所能及的自理活动，协助其进行功能锻炼，预防关节僵硬或强直。

（4）制动的关节做肌肉等长收缩运动；未制动的关节至少每天做 2～3 次全关节活动。

2. 有皮肤完整性受损的危险

（1）协助卧床患者洗漱、进食、排泄及个人卫生活动等，保持皮肤清洁。

（2）防止药物外渗：使用甘露醇等脱水药时应加强巡视，防止药液漏出血管外。

（3）预防压疮：①评估发生压疮的危险程度；②避免局部长时间受压，定时翻身，必要时使用气垫床等辅助措施；③移动患者躯体时，动作应稳、准、轻，避免拖、拉、推，以免加重肢体损伤或擦伤皮肤；④保持皮肤及床单位干洁，正确实施按摩等措施促进局部血液循环；⑤对使用夹板或石膏的患者加强观察，避免压伤、擦伤；⑥加强营养。

（4）预防抓伤、擦伤、冻伤、烫伤及跌倒。

3. 有周围血管神经功能障碍的危险

（1）严格床头交接班，密切观察肢端颜色、温度、毛细血管充盈度、动脉搏动情况、疼痛程度及有无被动牵拉指（趾）痛，并详细记录。

（2）脊柱损伤、手术患者翻身时应执行轴线翻身。

（3）受伤手术肢体局部制动，抬高伤肢 15°～30°，听取患者对伤肢疼痛麻木等的倾诉，及时调整外固定物和伤口敷料的松紧度。

（4）对缺血肢体禁止做按摩、热敷，如因外固定所致应迅速解除外固定材料及敷料并立即通知医生。

（5）注意伤肢的保暖。

4. 便秘

（1）指导并鼓励患者做力所能及的自理活动。

（2）术前 3 天指导患者进行床上大、小便训练，建立正常排便规律。

（3）预防便秘：摄取充足的水分，多食用含粗纤维的食物，有便意时及时排空，勿憋大便。

（4）发生便秘的处理：肛门注入甘油 10～20mL；对便秘伴有肠胀气者用肛管排气；在软化大便的情况下液状石蜡保留灌肠；戴手套，用手指挖出粪便。

5. 焦虑

（1）主动热情与患者及其家属沟通、交流。

（2）告诉患者疾病康复过程，使患者心中有数，增强自信心。

（3）做好心理护理：耐心倾听患者的诉说，正确引导患者，耐心详细介绍特殊检查、治疗及配合要点，争取患者家属的支持。

（4）给予积极暗示，介绍同病种、已恢复的患者与其交谈。

6. 自理缺陷

（1）将呼叫器、常用物品放在患者容易取到的地方。

（2）及时提供便器，协助清洁卫生。

（3）协助洗漱、更衣、床上擦浴、洗头、进食等。

（4）协助患者使用拐杖、轮椅等。

（5）鼓励患者逐步完成病情允许下的部分或全部自理活动。

（四）重点沟通内容

1. 交流

"您现在感觉伤处还疼吗？"

"您输液之后有什么不舒服的感觉吗？"

"您今天进行了功能锻炼吗？"

"您今天解大便了吗？"

2. 非语言沟通

（1）密切观察病情，包括生命体征及局部皮肤情况、关节活动度及用药后反应。

（2）协助各项检查、化验等。

（3）卧床患者协助生活护理。

（五）健康指导

（1）讲解疾病治疗和护理相关知识、药疗作用和不良反应，简明介绍手术、麻醉方式及术前术后注意事项。

（2）保持皮肤的完整性，指导并协助患者及其家属定时翻身，卧床患者避免局部长时间受压，保持床单位及衣服整洁干燥。

（3）向患者讲解保持大便通畅的重要性，指导形成正确饮食习惯；多食用粗纤维食物，如粗粮、蔬菜、水果、豆类等；术前训练床上大、小便。

（4）告知患者功能锻炼的计划及原则。

① 初期：伤后 1～2 周做伤肢肌肉的等长舒缩运动。

② 中期：伤后 2 周后骨折端上下关节开始活动，活动范围由小到大，速度由慢到快，强度由弱到强。

③ 后期：骨折临床愈合后，除去固定材料，在床上活动 1～2 周后，扶拐杖下床活动。

（5）加强营养，适当补充钙质及维生素 D，遵医嘱口服钙片，并多食富含钙质的食物。

（6）指导患者正确面对疾病，调整心态，避免不良情绪反应。

（7）生活、工作中注意安全防护，避免意外损伤。

二、骨科手术护理常规

（一）病情观察要点

（1）体温、脉搏、呼吸、血压、神志、瞳孔、尿量、中心静脉压、伤口敷料、引流管、皮肤的完整性。

（2）肢体疼痛、肿胀、温度、颜色、感觉、动脉搏动及活动度等情况。

（3）石膏有无压迫污染，位置是否正确。

（4）牵引的位置、效能及患者的体位。

（5）药物的作用和不良反应。

（6）患者的心理状态。

（二）主要护理问题及相关因素

（1）有失血性休克的可能：与创伤及术后切口渗血有关。

（2）有局部血液循环障碍的可能：与外伤、手术及外固定不当有关。

（3）有皮肤受损的危险：与长期卧床、活动受限有关。

（4）体温升高：与外科热、感染有关。

（5）有失用性综合征的危险：与长期卧床活动受限、缺乏功能锻炼有关。

（6）焦虑：与担心术后效果、病程长、费用等有关。

（三）主要护理问题的护理措施

1. 有失血性休克的可能

（1）了解手术情况，尤其是术中失血，严密观察伤口渗血量。

（2）警惕休克先兆的出现：休克先兆表现为精神紧张、烦躁、面色苍白、手足湿冷、心率加快、过度换气等，血压正常或稍高，脉压差小，尿量正常或减少。

（3）一旦出现休克先兆，应迅速建立有效静脉通路，遵医嘱扩容，在扩容治疗的同时采取止血措施。

（4）严格检查手术区及附近皮肤，如有破损、皮肤病、女性患者月经期应通知医生，更改手术日期。

2. 有局部血液循环障碍的可能

（1）对四肢损伤、手术患者床头交接班。密切观察肢端颜色、温度、毛细血管充盈度、脉搏、疼痛程度及有无被动牵拉指趾痛。

（2）受伤手术肢体局部制动，抬高伤肢 $15°\sim30°$，听取患者对伤肢疼痛麻木等的倾诉，及时调整外固定物和伤口敷料的松紧度。

（3）耐心倾听患者的主诉，根据情况进行处理。

（4）脱水药：使用七叶皂苷钠等脱水药时，宜选用较粗静脉，且勿使药液漏出血管外，以免局部组织坏死；若已发生，可用普鲁卡因或玻璃酸酶局部封闭。

3. 有皮肤完整性受损的危险

参见"骨科一般护理常规"相关内容。

4. 体温升高

（1）配合医生积极查明发热的原因，观察热型的变化，有针对性地给予治疗。

（2）置空调房间，保持室温 $18\sim22℃$，湿度 $50\%\sim70\%$，通风透气。

（3）物理降温：温水擦浴、乙醇擦浴、冰敷、冰盐水灌肠，必要时遵医嘱使用冬眠疗法、退热药。

（4）做好患者的清洁卫生，保证水分的补充，保持口腔的清洁，并给予清淡、易消化的高能量、丰富维生素的流质或半流质饮食。

5. 有失用综合征的危险

（1）指导鼓励患者活动未固定的关节及肌肉，防止关节僵硬、肌肉萎缩，制订并实施功能锻炼计划。

（2）经常翻身并检查受压部位，预防长期卧床易发生的几种畸形：足下垂、屈髋、屈膝畸形。

6. 焦虑

做好心理护理，耐心倾听患者的诉说，对患者提出的问题给予明确有效积极的信息，正确引导患者，耐心详细介绍特殊检查、治疗及配合要点，争取患者家属的支持。

（四）重点沟通内容

1. 交流

"您现在感觉伤口还疼吗？"

"您觉得头晕、出冷汗吗？"

"您觉得发热吗？"

"您觉得脚趾、手指麻木吗？"

"您用了药物之后有什么不舒服的感觉吗？"

"您今天进行功能锻炼了吗？"

"您今天解大便了吗？"

2. 非语言沟通

（1）记录：体温、脉搏、呼吸、血压、中心静脉压、尿量、足背动脉的搏动、皮肤温度、毛细血管回流时间。

（2）密切观察：伤口敷料、引流管，引流液的颜色、性状、量；患肢肢端色泽、甲床颜色。

（3）根据病情定时予以翻身、按摩、擦浴。

（五）健康指导

（1）保持伤口敷料干洁、固定及引流管通畅，适当抬高患肢，根据手术类别选择合适体位。

（2）告知患者功能锻炼的计划，并逐步实施。

（3）嘱患者加强营养，遵医嘱补充钙剂和维生素 D_3。

三、颈椎病护理常规

（一）病情观察要点

（1）观察患者的体温、脉搏、呼吸、血压、瞳孔和神志。

（2）有无肢体活动度减小，持物无力；行走时有无下肢无力，有无髋关节、膝关节僵硬，易摔跤；上肢放射痛或麻木的部位；感觉及肌力下降的程度。

（3）有无高血压、心脏病、糖尿病，有无外伤史等。

（4）患者的心理状态，对疾病的认识及治疗期望值。

（二）主要护理问题及相关因素

（1）焦虑：与颈椎手术危险性较大，担心疾病预后不佳有关。

（2）躯体移动障碍：与牵引、手术有关。

（3）自理缺陷：与牵引、肢体无力、耐力下降有关。

（4）舒适的改变：与神经根受压、交感神经受刺激、椎动脉痉挛有关。

（5）排便形态的改变：与活动减少，排便环境改变有关。

（6）有体位不当的可能：与缺乏维持牵引的知识，患者意识障碍或不配合有关。

（7）潜在并发症——窒息。

（三）主要护理问题的护理措施

1. 焦虑

（1）做好心理疏导，解除焦虑恐惧心理，使其积极配合医护人员的治疗。

（2）患者常因颈部制动而惧怕翻身，担心活动肢体会引起伤口裂开出血。应耐心为患者讲解术后相关知识，在固定颈部的前提下活动肢体以消除患者紧张的情绪。

2. 躯体移动障碍

（1）协助患者进食、排便及个人卫生。

（2）移动患者躯体时，动作稳、准、轻，以免加重肢体损伤。

（3）指导并协助患者进行适当的功能锻炼。

3. 自理缺陷

（1）将呼叫器、常用物品放在患者床旁易取到的地方。

（2）及时鼓励患者逐步完成病情允许下的部分或全部自理活动。

（3）保持床单位整洁、干燥，协助患者每 2～3 小时翻身 1 次，预防压疮的发生。

4. 舒适的改变

（1）了解疼痛的发作诱因及不舒适的程度，以改善舒适状态。

（2）给予热敷、理疗等，并教会患者放松的技巧。

（3）颌枕带牵引，以解除椎间隙、减少椎间盘压力，从而减少神经根压力，缓解椎动脉刺激，一般持续牵引 2 小时后休息 15 分钟，每天牵引总时间 10～14 小时。

（4）对脊髓型以外的早期颈椎病可由专业人员适当地进行推拿按摩，改善局部血液循环。

（5）自我保健疗法：工作时定时改变姿势，做颈部轻柔活动及上肢运动；睡眠时，宜用平板床，枕头高度适当，不让头部过伸或过曲。

5. 排便形态的改变

（1）予以高蛋白、低脂、高热量、富含维生素和果胶成分的易消化的食物，预防便秘。

（2）大、小便适应性训练：术前让患者在床上训练排大、小便，以防术后因平卧位不习惯而导致尿潴留、便秘。术前日需排除肠道内淤积的大便，以减轻术后腹胀，并有利于肠胃功能恢复。

6. 有体位不当的可能

（1）颈托或颈围，以限制颈椎过度活动。

（2）术后返回病房时应保护颈部，勿使颈部旋转，且轻搬轻放，减少搬动对内固定的影响；颈部两旁放置沙袋或颈围制动，但佩戴颈围时松紧要适宜；翻身时保持颈部稳定，不能扭曲。

（3）根据手术方式决定卧床时限。

① 单纯颈椎病行颈前路术或颈椎间盘置换术，术后第 2 天戴颈托可半坐位并逐渐下床活动。

② 颈椎外伤术后视病情及手术方式决定卧床时间。

③ 下颈椎前路减压植骨术：未给予内固定或内固定不牢固时，必须卧床，且尽可能减少颈部活动。

（4）术后观察四肢感觉、运动，每 2 小时 1 次。当出现肢体麻木、肌力减弱时，应立即报告医生做脱水、营养神经等治疗，必要时行探查及血肿清除术。

7. 潜在并发症

（1）警惕窒息，手术操作会牵拉气管、食管，术后可能出现水肿及呼吸道分泌物增加，应备气管插管、气管切开包、氧气瓶、吸引器等抢救器材。

（2）禁烟，防术后痰液排出困难而致呼吸道阻塞。

（3）常规放置引流管，外接引流袋或置负压引流装置进行持续引流，每天观察引流液的量、颜色，引流量一般为 80～200mL。在引流过程中防止引流管扭曲、松动、受压及脱出，保持通畅，以防伤口内积血致局部肿胀、压力增高而压迫气管，乃至窒息。

（4）严密观察患者全身情况，尤其是血压、脉搏、呼吸声音、进食饮水情况及腹部情况，有无胸闷、心前区疼痛、剧烈头痛、神志不清、一侧肢体无力等，以判断有无心绞痛、心肌梗死及脑血管意外的发生。

（四）重点沟通内容

1. 交流

"您现在感觉头晕、四肢麻木无力吗?"

"您用了药物后有什么不舒服的感觉吗?"

"您今天有没有胸闷头痛的感觉?"

"您今天解大便了吗?"

"您步行时稳不稳?一定要小心一点,慢点走。"

2. 非语言沟通

(1) 检查体温、脉搏、呼吸、血压、神志、腹部、肢体麻木情况。

(2) 检查口唇面色,有无鼻翼扇动;颈部有无肿胀;发音有无改变;骶尾部、枕后、肩胛部等部位皮肤有无压红、水疱;引流液的颜色、量。

(3) 患者的心理状态。

(4) 帮助患者了解病情,积极配合治疗;观察牵引效果,肢体麻木情况,呼吸通畅情况。

(五) 健康指导

(1) 多进食含钙丰富的食物(如海产品、豆制品)及新鲜水果、蔬菜,预防便秘;多吃粗纤维、丰富维生素的食物;戒烟酒。积极预防和治疗咽喉炎或上呼吸道感染等,减少颈椎病发病诱因。

(2) 适当参加体育活动,如散步、慢跑等;乘车时抓好扶手,系好安全带,以防紧急刹车扭伤颈部;卧高度合适的枕头,颈部适当锻炼。

(3) 佩戴颈托 3 个月,全休 6 个月,勿从事重体力劳动。

(4) 继续服用神经营养药,如 B 族维生素、甲钴胺等。

(5) 内固定术后 1 个月、3 个月复查 X 线片,了解有无松动及愈合情况。

(6) 枕头与睡眠:枕头中央应略凹进,高度为 12~16cm,颈部应在枕头上,不能悬空,使头部保持略后仰。习惯侧卧位者,应将枕头与肩同高。睡觉时,不要躺着看书,也不要长时间将双手放在头上方,避免做颈部过伸过屈活动,如擦高处的玻璃。

四、腰椎间盘突出症护理常规

(一) 病情观察要点

(1) 有无腰椎压痛、放射痛及腰椎活动度的改变。

(2) 患者双下肢的感觉运动,有无疼痛及麻木,腰椎间盘摘除术后可能出现相应的神经牵拉反应或受损症状。

(3) 大、小便功能障碍。

(4) 术后患者是否出现头晕、头痛、恶心、呕吐、引流液的颜色变化等脑脊液漏的症状,应及时发现并记录。

（5）药物的作用和不良反应。

（6）患者的体温情况及饮食情况。

（7）患者的心理状态，有无焦虑、恐惧等。

（二）主要护理问题及相关因素

（1）自理能力部分缺陷：与疼痛有关。

（2）舒适的改变：与长期卧床、神经受压、肌肉痉挛有关。

（3）便秘：与长期卧床、神经受压有关。

（4）有压疮发生的危险：与局部持续受压或疼痛及大手术后的不能自行改变体位有关。

（5）躯体移动障碍：与治疗及神经受损有关。

（6）疼痛：与体位不当组织受到牵拉及创伤有关。

（7）睡眠紊乱：与疾病引起的不适、治疗、焦虑、恐惧有关。

（8）有肢体血液循环障碍的可能：与血管损伤及局部受压有关。

（三）主要护理问题的护理措施

1. 自理能力部分缺陷

（1）将呼叫器、常用物品放在患者床旁易取到的地方。

（2）及时鼓励患者逐步完成病情允许下的部分或全部自理活动。

（3）保持床单位整洁、干燥，病情允许情况下，协助患者每 2 小时翻身 1 次，预防压疮的发生。

2. 舒适的改变

（1）了解疼痛的发作诱因及不舒适的程度，以改善舒适状态。

（2）卧硬板床，急性期绝对休息 2 周，2 周后带腰围起床活动，注意正确姿势，3 个月减少弯腰动作。

（3）卧床休息逐步由平躺—半坐—坐起，以解除肌肉痉挛，减少腰椎间盘所承受的压力。

（4）给予热敷、理疗等，并教会放松的技巧。

3. 便秘

（1）鼓励患者多食富有纤维素的食物，以预防便秘。

（2）给患者创造合适的环境，并进行顺时针腹部按摩，协助医生积极为患者消除引起便秘的直接因素。

（3）鼓励患者做力所能及的自理活动。

4. 有压疮发生的危险

（1）应防止局部组织长时间受压，保持床单位平整、清洁、干燥，定时给予呈轴线式翻身并按摩，减少摩擦力和剪切力。对骨突部位予以垫气圈、棉垫等。

（2）预防压疮：评估发生压疮的危险程度；间歇性地解除压迫；保持局部皮肤的清洁和完整；正确实施按摩；加强营养。

（3）多食高蛋白、高维生素、高钙、高纤维素的食物。

5. 躯体移动障碍

（1）协助患者进食、排泄及个人卫生。

（2）移动患者躯体时，动作稳、准、轻，以免加重肢体损伤。

（3）指导并协助患者进行适当的功能锻炼。

6. 疼痛

（1）观察记录疼痛性质、部位、程度，及时通知医生，以减轻患者的疼痛刺激，维持患者正确的姿势与体位，以减轻卧床引起的不适；分散患者的注意力，以减轻焦虑与不适。

（2）了解疼痛的发作规律以及不舒适的程度，以改善舒适的状态。下地时给予腰围制动，以预防脊柱扭曲，教会患者放松的技巧。

（3）必要时遵医嘱使用镇痛药。

7. 睡眠形态紊乱

（1）卧床休息，耐心倾听患者的诉说。对患者提出的问题给予明确有效和积极的信息，使其能积极配合治疗。

（2）积极配合医生处理引起睡眠紊乱的客观因素，因牵引引起而不能入睡时，应适当减轻牵引质量。

（3）调节好室温，避免喧哗、吵闹，尽量满足患者的入睡习惯，尽可能消除焦虑、恐惧的因素。

（4）必要时遵医嘱给予镇静催眠药。

（四）重点沟通内容

1. 交流

"您还感觉疼吗？"

"您今天解大便了吗？"

"您今天什么时候翻身的？"

"您还有哪里不舒服？"

"您晚上睡得怎么样？"

"您今天锻炼得怎么样？"

"您活动双下肢给我看看？"

2. 非语言沟通

（1）查：体温、脉搏、呼吸、血压及下肢感觉、运动。

（2）看：皮肤的受压情况；伤口敷料的渗湿情况。

（3）帮助：了解患者的疼痛情况；积极配合治疗。

（4）了解患者的心理状态。

（五）健康指导

（1）日常指导：注意保证正常饮食，防止因饮食不当引起便秘。少吃或忌吃辛辣食物，多吃蔬菜、水果，保持大便通畅，防止排便时间太长所致腰肌疲劳，最好使用坐便器。注意腰部及下肢的保暖、防寒、防潮。避免因咳嗽、打喷嚏等增加腹压。

（2）休息：手术患者出院后继续卧硬板床，3个月内尽可能多卧床。下床时佩戴腰围，适当腰部活动，不能负重、弯腰，防止腰部扭伤。

（3）正确的姿势：指导日常生活中站立时应挺胸、脊背挺直、收缩小腹；坐位时两脚平踏地面，背部平靠椅背，臀部坐满整个椅面；仰卧时双膝下置一软枕。捡东西时尽量保持腰背部平直，以下蹲弯曲膝部代替弯腰，物体尽量靠近身体；取高处的物品时，用矮凳垫高，勿踮脚取物；起床时先将身体沿轴线翻向一侧，用对侧上肢支撑床铺，使上半身保持平直起床。另外，半年内禁止脊柱弯曲、扭转、提重物等活动或劳动。

（4）腰背肌功能锻炼：腰背肌功能锻炼时应严格掌握锻炼时间及强度，遵循循序渐进、持之以恒的原则。一般腰椎内固定术后第2天开始行直腿抬高训练，术后2周行飞燕法，术后4周行五点式撑法。

具体锻炼方法如下。①飞燕法：先俯卧位，颅部向后伸，稍用力抬起胸部离开床面，两上肢向背后伸，两膝伸直，再从床上抬起双腿，以腹部为支撑点，身体上下两头翘起，3～4次/天，20～30min/次。②五点式撑法：患者先仰卧位、屈肘伸肩，前后屈膝伸髋，同时收缩背伸肌，以双脚双肘及头部为支点，使腰部离开床面。每日坚持锻炼数十次，1～2周后改为三点等撑法。患者双肘屈曲贴胸，以双脚及头枕为三支点，使整个身体离开床面，每日坚持数十次，最少持续4～6周。功能锻炼应坚持半年以上。

第八章

常见神经系统疾病护理

第一节　脑出血护理

一、概述

脑出血是指非外伤性脑实质出血，属于急性脑血管病的一种类型，其病死率和致残率在各种脑血管病中居于首位。高血压脑出血是非创伤性颅内出血最常见的原因，由高血压伴发脑动脉病变，血压骤升使动脉破裂出血所致。其他病因有脑动脉粥样硬化、凝血异常的血液病、动脉瘤、脑转移瘤、硬膜静脉窦血栓形成、抗凝或溶栓治疗等。脑出血多见于50岁以上高血压患者，男性略多，冬春季多发。通常在剧烈活动、情绪激动、气候骤变、排便、咳嗽时发病，表现为突然头痛、呕吐、偏瘫、失语、意识障碍、大小便失禁，可有颈部抵抗和脑膜刺激征。

二、病情判断

（一）症状与体征

1. 共有的症状

多在白天活动状态下突然发病，临床症状常在数分钟或数小时内达高峰，其表现因出血部位及出血量不同而异，但有些症状是共有的，如突发头痛、频繁呕吐等颅内压急剧增高症状。轻者意识清醒，仅有轻度头痛和局灶性神经体征，如偏瘫、偏身感觉障碍、偏盲及失语。重者意识不清，逐渐出现意识模糊，于数分钟或数小时内转为昏迷。

2. 不同临床类型的局灶症状

（1）基底核区出血：壳核和丘脑是高血压脑出血的两个最常见部位，它们被内囊后肢所分隔，下行运动纤维、上行感觉纤维及视辐射穿行其中。可见典型三偏体征，即病灶对侧中枢性偏瘫、偏身感觉障碍和同向偏盲，大量出血可出现意识障碍。丘脑出血易穿破脑组织进入脑室，出现血性脑脊液。

（2）脑叶出血：临床表现主要取决于出血部位和血肿的大小。顶叶出血可见偏身感觉障碍、空间构象障碍；额叶可见偏瘫、运动性失语；颞叶可见感觉性失语、精神症状。

（3）脑桥出血：大量出血（血肿＞5mL）累及脑桥双侧被盖部和基底部，常破入第四脑室或扩展至中脑。患者于数秒至数分钟内出现昏迷、四肢瘫痪、去大脑强直发作、双侧瞳孔缩小呈针尖样、呕吐咖啡样胃内容物、中枢性高热、中枢性呼吸障碍等，通常在24小时或48小时内死亡。少量出血表现为交叉性瘫痪或共济失调性轻偏瘫、两眼向病灶侧凝视麻痹，可无意识障碍。

（二）辅助检查

1. 头颅电子计算机断层扫描（CT）

临床疑诊脑出血时首选头颅CT检查，可确定血肿部位、大小、形态、是否破入脑室、血肿周围水肿带和占位效应等。发病1周内CT扫描脑血肿呈现高密度占位信号。

2. 脑脊液

大多数患者因脑出血破入脑室或蛛网膜下隙而呈血性脑脊液，并有蛋白质增高。

3. 磁共振成像（MRI）

MRI可根据血肿信号的动态变化，判断出血时间，如急性期 T_1 扫描出血灶呈低信号，1周后呈等信号，3～4周呈高信号。MRI常可显示陈旧性出血灶，而CT扫描则不易检出。

4. 数字减影血管造影（DSA）

DSA可检出脑动脉瘤、脑动脉畸形等。

三、急救措施

（一）一般处理

1. 保持安静、防止再出血

绝对卧床休息，头部抬高30°。保持治疗环境安静，避免不必要的搬动及检查，避免咳嗽、情绪波动和排便用力，躁动不安时可适当应用镇静药。

2. 保持呼吸道通畅、防止脑缺氧加重

持续吸氧，动脉血氧饱和度维持在 90％以上。头部抬高 30°，意识障碍者取侧卧位，头偏向一侧，以保持呼吸道通畅，利于口腔及呼吸道分泌物向外引流，防止误吸。及时吸出口腔、气道分泌物和呕吐物，必要时行气管插管或切开。

3. 保证营养和维持水、电解质平衡

记录 24 小时出入量。发病 48 小时内禁食，以静脉补液维持必要的水分，每日液体入量按尿量＋500mL 计算。48 小时意识障碍好转者可进流食，不能进食者可给予鼻饲，保证给予足够的热量。定期检查血液生化，纠正酸碱平衡失调。

（二）控制高血压、改善微循环

急性脑出血时，血压升高是颅内压增高情况下保持正常脑血流量的脑血管自动调节机制。目前，对于是否应用抗高血压药仍有争议，降压可影响脑血流量，造成脑组织低灌注或脑梗死，降压过快可导致心、肾缺血性梗死，但持续高血压可使脑水肿恶化。因此，应恰当地调整、稳定血压。当收缩压＞200mmHg、舒张压＞120mmHg 时，应适度降压治疗，一般舒张压降至约 100mmHg 水平较合理。急性期后可常规用药控制血压。

（三）脱水降颅压、消除脑水肿

脑出血后脑水肿约在 48 小时内达到高峰。脑水肿可使颅内压增高，严重者可导致脑疝，是脑出血的主要死亡原因。控制脑水肿是脑出血急性期治疗的重要环节。头部抬高 30°，及时应用高渗脱水药。目前临床首选 20％甘露醇，其他药物有七叶皂苷钠、呋塞米、10％血浆清蛋白、高渗葡萄糖等。

（四）手术治疗

宜在发病后 6～24 小时进行，可挽救重症患者生命及促进神经功能恢复，预后与术前意识水平有关。常用手术方法有小脑减压术、开颅血肿清除术、钻孔扩大骨窗血肿清除术、钻孔微创颅内血肿清除术等。

四、救护要点

（一）病情观察

1. 意识状态

意识改变往往提示病情变化，应定时观察和判断意识情况。出现以下征象应

警惕病情恶化：神志清醒转变为嗜睡状态；对疼痛反应趋向迟钝；原躁动不安突然转向安静昏睡或昏睡中出现鼻鼾声；在清醒状态下出现小便失禁。

2. 生命体征

（1）体温：发病后出现低热，多为出血后被机体吸收所产生的吸收热；发病后数小时内即出现持续性高热，且应用抗生素及解热药物效果不佳，提示系下丘脑体温调节中枢受损所致，为中枢性高热；发病早期体温正常，数日逐渐升高，常提示有合并感染。

（2）脉搏和心率：注意观察脉搏的速率、节律、强弱等。脉搏缓慢是颅内压增高的表现，脉搏增强提示血压升高，脉搏细弱有循环衰竭的趋势。

（3）呼吸：观察呼吸频率、节律和深浅等。脑桥、中脑受损时可出现中枢性过度呼吸，呼吸可加快，达70～80次/分；颅内压增高可导致脑疝而使呼吸减慢或突然停止；呼吸不规则或出现叹息样呼吸、潮式呼吸提示病情危重。

（4）血压：颅内压增高时常引起血压增高。特点是收缩压增高，而舒张压不增高或增高不明显。如果血压突然下降，提示循环衰竭或合并消化道出血，应立即通知医师。

3. 瞳孔

观察患者双侧瞳孔是否等大及对光反应的敏感度。双侧瞳孔大小不等，对光反应迟钝或消失，提示脑干损伤；双侧瞳孔缩小呈针尖样并伴有高热，是原发性脑桥出血特征之一；一侧瞳孔进行性散大伴对光反应消失，意识障碍加重，频繁呕吐，颈项强直，则提示小脑幕裂孔疝形成。应立即配合医师进行抢救。

4. 癫痫

脑出血可引起癫痫发作。注意观察抽搐发生的部位、次数、持续及间隔时间、发作时有无大小便失禁及瞳孔对光反应是否存在等。

5. 并发症

及时预防、发现和治疗并发症对于挽救脑出血患者生命有积极的意义。出现咖啡样呕吐物，应注意上消化道出血的可能；两侧瞳孔大小不等、对光反应迟钝或消失、意识障碍程度逐渐加重，预示脑疝发生。咳嗽、咳痰、发热提示呼吸道感染。

6. 出入量的观察及记录

对脑出血患者，多应用脱水药降颅压，减轻脑水肿。因此，正确记录出入量尤为重要，可以及时反映患者的肾功能情况和脱水效果，为医师提供调整治疗方案的依据，防止过度脱水所引起的血容量不足、血压下降、电解质紊乱、肾功能损害等不良反应。

（二）防治再出血

急性期应绝对卧床休息 4～6 周，避免不必要的搬动或刺激，避免剧烈咳嗽和用力排便。对便秘者，可用开塞露软化大便。各种操作如吸痰、翻身、留置胃管，应动作轻柔，防止剧烈咳嗽及喂食时的呛咳。谢绝亲友探访，以免因情绪波动引起血压和颅内压的波动。意识状况、生命体征、肢体活动等突然恶化，预示再出血的可能，应积极配合医师进行抢救。

（三）正确使用脱水药

（1）20％甘露醇125～250mL 静脉滴注，要求必须在 30 分钟内滴完，必要时加压滴入。对有心血管疾病的老年人，特别是疑有心力衰竭者，滴速不宜过快。

（2）静脉快速滴注甘露醇时，甘露醇的高渗作用会使血容量突然增加，血压升高，心脏负荷增加。因此，在静脉滴注过程中，应严密观察心率、脉搏、呼吸、血压等。

（3）注意观察尿量及肾功能情况，防止急性肾衰竭的发生。定期检测电解质、肝肾功能，以免发生水、电解质紊乱及脏器衰竭。

（4）使用甘露醇期间，应经常更换注射部位，以免因经常刺激局部产生疼痛，甚至引起静脉炎。勤巡视病房，观察有无液体渗出，避免甘露醇渗出导致组织坏死。

（5）甘露醇遇冷易结晶，若有结晶须在温水中加温溶解冷却后使用。

（四）加强基础护理以预防并发症的发生

1. 肺部感染

保持室内空气流通。定时翻身、拍背、吸痰，及时清除口腔、呼吸道的分泌物。必要时给予超声雾化，以稀释痰液。

2. 消化道出血

消化道出血多发生于出血后 1～2 周，也可在发病后数小时内大量呕血而致死亡。鼻饲者注意观察抽出的胃液有无咖啡色沉渣。对患者的呕吐物及大便，应及时送检隐血。

3. 尿路感染

尿路感染多见于女性和留置导尿管者。对尿失禁患者，应及时更换尿垫，保持会阴及床单的整洁和干燥。定时检查尿常规，必要时做中段尿培养。对留置导尿管者，应做好导尿管的护理。

4. 压疮

定时翻身，骨突出部位应进行按摩，必要时使用气垫床。

第二节　脑梗死护理

一、概述

脑梗死（cerebral infarction，CI）是指由各种原因所致局部脑组织血供中断而造成该部位脑组织缺血、缺氧，进而软化坏死。引起脑梗死的基本原因是供应脑部血液的颅外或颅内动脉发生闭塞性病变而未能建立及时、充分的侧支循环，使局部脑组织的代谢需要与可能得到的血液供应之间发生超过一定限度的供不应求现象。常见血液供应障碍的原因有血管病变（动脉粥样硬化、脑动脉炎症性改变等）、血液成分的改变（红细胞增多等）及血流动力学异常（脑血流量过低、血流速度过缓等）。一些全身性疾病如高血压、糖尿病可加速或加重脑动脉粥样硬化，亦与脑梗死的发生密切相关。80％的脑梗死发生于颈内动脉，20％发生于椎-基底动脉系统。脑梗死占全部脑卒中的80％，致残率和复发率较高，严重危害中老年人的生命与健康。临床最常见的类型有脑血栓形成、脑栓塞、腔隙性脑梗死等。

二、病情判断

（一）脑血栓形成

脑血栓形成主要指脑动脉血管病变，特别是脑动脉粥样硬化使管腔狭窄或闭塞，进而引发血栓形成，造成脑局部供血区血流中断，发生脑组织缺血、缺氧、软化坏死，出现相应的神经系统症状和体征。脑血栓形成随年龄增加其发病率增高，65岁为1％，80岁为3％。其病死率为20％～30％，致残率为30％～50％，复发率为40％～50％。多发生于60岁以上的老年人，约50％患者有短暂性脑缺血发作（transient ischemic attack，TIA）病史。常在安静状态下发病，症状可在数小时至24小时内达到高峰。意识多无异常，当椎-基底动脉系统脑梗死或大脑半球较大区域的梗死影响间脑和脑干上行网状激活系统时，可出现意识障碍。按症状和体征演变的进程可分为下列几种。

（1）完全性卒中：完全性卒中是指发病后神经功能缺失症状较重且完全，常于数小时内（＜6小时）达到高峰。

（2）进展性卒中：进展性卒中是指发病后神经功能缺失症状在 48 小时内逐渐进展或呈阶梯式加重。

（3）可逆性缺血性神经功能缺失：可逆性缺血性神经功能缺失是指发病后神经功能缺失症状较轻，持续 24 小时以上，但可于 3 周内恢复。颈动脉系统脑血栓的共同点是一侧大脑半球受累，出现对侧中枢性偏瘫、面瘫和舌瘫，对侧感觉减退。椎-基底动脉系统脑血栓的共同特点是脑干和小脑受累，出现交叉性瘫痪、多数脑神经麻痹、交叉性感觉障碍和共济失调等症状。

（二）脑栓塞

脑栓塞是指脑动脉被异常的栓子阻塞，使脑动脉血流中断，脑组织发生缺血性坏死，出现相应的神经功能障碍。栓子以心脏附壁血栓和动脉硬化斑块脱落最多见（占 90%），其次为脂肪、空气、癌栓、医源物体等。脑栓塞约占脑梗死的 15%，其病死率为 20%。多在活动中突然发病，无前驱症状，常在数秒或数十分钟内症状达高峰。少部分患者在几天内呈阶梯式进展恶化（反复栓塞所致）。脑栓塞主要表现为突发性神经功能障碍，与栓塞动脉供血区域相对应。栓子进入大脑中动脉，可出现偏瘫、失语。栓子进入大脑后动脉，可出现偏盲。脑内动脉主干闭塞可造成严重脑水肿，出现不同程度的意识障碍，严重者因颅内高压引起脑疝致死。

（三）腔隙性梗死

腔隙性梗死是指深部脑组织中出现小的腔隙病灶，为脑组织发生的小缺血性软化灶或出血灶，经巨噬细胞吞噬被吸收后遗留下来的小囊腔，绝大多数是由小动脉闭塞所致的缺血性软化灶。腔隙性梗死的主要原因是高血压病，发病率为 10%～27.8%，占急性缺血性卒中的 25%。本病多见于 70 岁以上老年人，预后较好，但易再次发作。腔隙性梗死可隐袭性或突然性起病，无局灶体征，仅依据影像学检查发现。病前可有 TIA 表现，目前多认为在 TIA 持续时间超过 1 小时以上者，应考虑本病。其临床表现取决于腔隙的位置，常见以下表现。

（1）纯运动性轻偏瘫（PMH）：占腔隙性梗死的 60% 以上，表现为对侧中枢性面瘫、舌瘫和肢体瘫痪，也可表现为单纯的面瘫、舌瘫或单肢瘫痪。

（2）纯感觉性卒中（PSS）：典型的表现为丘脑性感觉障碍，以头皮、鼻、舌、颈、躯干、阴部、肛门等按正中轴严格分为两半，表现为麻木、冷或热感、酸胀感、肿胀感、触电样感觉、针刺感等。

（3）感觉运动性卒中（SMS）：表现为对侧头面部、躯干及上下肢感觉障碍，以及面、舌及上下肢体轻偏瘫。

（4）构音障碍及手笨拙综合征（DCHS）：表现为较严重的构音障碍，同侧上肢尤其是手无力及精细运动障碍等共济失调，可有同侧锥体束征，无感觉障碍。

（5）共济失调性轻偏瘫（AH）：表现为同侧肢体共济失调，对侧轻度无力。下肢重，足踝尤其明显；上肢轻，面部最轻。

三、辅助检查

（一）头颅 CT 及 MRI

发病 24～48 小时，CT 扫描显示梗死区低密度影，2～3 周可出现造影剂增强现象。CT 对脑梗死的检出率为 70％。发病 12 小时左右 MRI 显示病灶区呈长 T_1 和长 T_2 高信号，24 小时后清楚显示病灶及周围水肿呈长 T_1 和长 T_2 信号，MRI 对脑梗死的检出率高达 85％。

（二）脑脊液检查

脑脊液检查大多正常，大面积脑梗死者颅内压可增高。伴出血性梗死时脑脊液呈血性。

（三）超声心动图

超声心动图是评价心源性脑栓塞的主要根据之一，显示心瓣膜、心室壁及心腔内病变的情况。

（四）血液检查

血液检查可发现患者血糖、血脂增高。

（五）单光子断层扫描（SPECT）

SPECT 可在早期显示脑梗死的部位、程度和局部脑血流改变。

（六）脑血管造影

对于年轻的、反复发作的腔隙性梗死者，应进行脑血管造影检查，如 DSA，以明确有无因脑血管畸形、动脉炎、脑底异常血管网等造成的梗死。

四、急救措施

（一）保持呼吸道通畅

意识障碍或脑干梗死患者，由于口咽运动受损及保护性反射的消失，更容易出现通气障碍。给予持续血氧饱和度监测并使其维持在 95％ 以上，如果血气分析或血氧饱和度监测提示有缺氧时，应给予吸氧。

（二）溶栓治疗

起病 6 小时内进行早期溶栓治疗可使血管再通，恢复缺血半暗带区的供血及神经元功能，降低致残率和致死率。

1. 静脉溶栓治疗

治疗时间为发病 6 小时内，重组组织型纤溶酶原激活物（rt-PA）0.9mg/kg（最大 90mg），其中 10％ 的剂量在 1 分钟内静脉推注，其余剂量加入液体内静脉滴注，滴注时间控制在 60 分钟内。

2. 动脉溶栓治疗

治疗时间为大脑中动脉闭塞 6 小时内，在数字减影血管造影引导或 X 线荧屏监视下自导管直接向栓子注射 rt-PA。首次剂量为 5mg，继以 1～2mg/min 速度滴注，维持 20～30 分钟，总剂量为 10～80mg。

（三）控制血压

1. 低血压的调控

收缩压＜90mmHg 时，在给予胶体溶液提高血容量的基础上合理应用血管活性药物，如盐酸多巴胺，以保证脑血供和脑灌注。

2. 高血压的调控

发病早期血压可暂时性升高，有利于改善缺血区域的血流灌注，此时无须降压治疗。当收缩压＞220mmHg 和（或）舒张压＞120mmHg 时，应给予及时处理。常选用的药物有硝苯地平 5～10mg，口服或鼻胃管给药。

（四）控制颅内压

脑梗死急性期（1 周内）死亡的主要原因是严重的脑水肿。脑水肿通常在发病的第 3～5 日达到高峰。此时，控制颅内压和预防脑疝的发生最为重要。

1. 过度通气

过度通气通过改变脑脊液 pH 而使血管收缩，脑血流下降，从而降低颅内压，是降低颅内压及治疗急性脑疝快速而有效的方法。但它的作用效果在几个小时内就会减弱，因此只能用于暂时性控制颅内压。

2. 渗透疗法

渗透性脱水药为目前控制颅内压增高一线药物。首选 20％ 甘露醇 250mL 快速滴注（30 分钟内），每隔 6 小时可重复用药，甘露醇能逆转脑疝的临床症状，并限制神经功能恶化的进展。其他药物有甘油果糖、呋塞米等。

3. 低温疗法

低体温能够降低脑代谢，从而降低脑血流量及颅内压。低温治疗应使体温维持在（32±1）℃并持续 48～72 小时。

4. 手术治疗

当对大面积脑梗死伴严重脑水肿及临床症状进行性加重的患者给予药物降颅内压治疗效果不理想时，可行手术治疗，如单侧去骨瓣减压。

（五）抗凝治疗

阿司匹林具有抗血小板凝集的作用，服用后能显著减少复发率和病死率，已被广泛地应用于缺血性脑血管病的治疗。对急性脑梗死非溶栓患者，应在 48 小时内每日予以阿司匹林 300mg，对溶栓患者，应在 24 小时后每日予以阿司匹林 300mg，连续给药 14 日，14 日后改为每日 40～80mg，长期维持。

那屈肝素钙（速避凝）为低分子量肝素，具有快速和持续的抗血栓形成作用。常用剂量为 0.4～0.6mL（每支 0.6mL），行皮下注射。注射部位常选择腹壁前外侧，左右交替。

（六）神经保护药的应用

脑梗死早期使用神经保护药，具有减少神经细胞坏死、延缓神经细胞生存、促进神经细胞恢复等作用。

尼莫地平为钙通道阻滞药。在脑梗死早期使用尼莫地平可明显缩小脑缺血损害的范围，减轻脑水肿的程度。常规剂量为 20～40mg，每日 3 次。重症患者每小时 1mg 静脉泵入，连续 7～14 日。

神经营养增强药能促进脑细胞的氧化、还原，调节神经细胞的代谢，兴奋受抑制的中枢神经，促进损伤神经元的修复再生。常用的药物有甲氯芬酯（氯酯醒）、胞磷胆碱（胞二磷胆碱）、吡拉西坦（脑复康）、尼麦角林（脑通）、甲磺酸阿米三嗪萝巴新（都可喜）等。

五、救护要点

（一）一般护理

1. 安静

卧床休息尽量减少探视和不必要的搬动，以降低脑代谢。

2. 饮食

补充营养。发病 48 小时内暂时禁食，给予静脉输液维持营养或鼻饲，以维持营养及水、电解质和酸碱平衡。对能自行进食的患者，给予高蛋白质、高维生素、低盐、低脂、富含纤维素的饮食。喂食面肌麻痹的患者时，应将食物送至其口腔健侧近舌根处。

3. 吸氧

脑梗死患者存在不同程度的脑缺氧，可使脑组织进一步受损。给予持续 2～4L/min 的氧气吸入。及时予以吸痰，必要时行气管插管或气管切开。

（二）密切观察病情变化

1. 生命体征的观察

给予持续心电监护，密切观察呼吸、血压、脉搏、体温等的变化，以便及时发现脑疝、新发生栓塞和心血管功能的变化。脑梗死后出现发热者，其致残率及病死率均较高，应严密监测体温变化，如发热应立即报告医师采取相应措施，尽量将体温降至正常。

2. 出入量的观察

做好出入量的观察及记录，限制液体的摄入量，以防脑水肿加剧。

（三）溶栓治疗的护理

溶栓治疗早期症状性或致命性颅内出血的发生率为 60%。严格掌握药物的剂量，定时监测出血和凝血时间，严密观察皮肤、黏膜、大便等变化。溶栓治疗 24 小时内，每 15～30 分钟监测血压 1 次，24 小时后每小时监测血压 1 次。如患者再次出现偏瘫、原有症状加重或出现剧烈头痛、恶心、呕吐、血压增高等症状，应考虑是否梗死灶扩大或并发脑出血等，且暂停用药，急诊查头颅 CT 以确诊。

（四）预防并发症的护理

1. 肺部感染

（1）保持室内空气流通，减少探视。

（2）保持呼吸道通畅。定时翻身、叩背、咳痰。叩背即空握掌心，拍打患者背部，从肺底处逐渐向上，使小气管受到震动，淤积的痰液脱离管壁汇集到大气管，便于气道蓄积的分泌物排出。

（3）喂食时取半卧位，速度不宜过快，温度在 40℃ 左右，以免冷、热刺激而致胃痉挛造成呕吐。

2. 压疮

对肢体瘫痪的卧床患者，使用气垫床以达到整体减压的目的。骨骼隆突而受压处放气垫圈。定时翻身、按摩受压部位，保持床单平整干燥。

3. 下肢静脉血栓

下肢静脉血栓是急性缺血性脑卒中的常见并发症之一。其后遗症可致残，使患者丧失劳动能力，严重者栓子脱落可造成肺栓塞致猝死。抬高下肢 20°～30°，下肢远端高于近端。指导患者在床上主动屈伸下肢做跖屈、背屈运动，内、外翻运动及足踝的"环转"运动。减少在下肢输血、输液。

4. 尿路感染

对排尿困难的患者，应尽可能避免导尿，可用诱导或按摩膀胱区的方法以助患者排尿。对男性尿失禁患者，可用阴茎套连接引流尿袋。对女性尿失禁患者，急性期内短期应用导尿管可明显增加患者的舒适感和减少压疮发生的机会。留置导尿管期间应每日进行会阴部护理，定时查尿常规，必要时做尿培养。

（五）加强心理护理

脑梗死致残率在 72.5%～75%，许多患者对自身出现的功能障碍表现出焦虑情绪，应予以足够的心理支持，关心鼓励患者，及早进行功能训练或物理治疗，发挥家庭和社会支持系统的作用。

第三节 蛛网膜下腔出血护理

蛛网膜下腔出血（subarachnoid hemorrhage，SAH）是指脑表面血管破裂后，血液流入蛛网膜下腔引起相应的临床症状的一种脑卒中，又称为"原发性蛛网膜下腔出血"。

一、评估

（一）一般评估

检查及治疗经过，生命体征和心理社会状况。

（二）专科评估

病因、诱因、瞳孔、意识状态、头痛程度、颈项强直等。

二、护理要点

(一) 一般护理

1. 活动与休息

(1) 蛛网膜下腔出血的患者应绝对卧床休息 4～6 周,告诉患者及家属绝对卧床休息的重要性。为患者提供安静、安全、舒适的休养环境,控制探视,避免不良的声、光刺激,各项治疗和护理活动应集中进行。

(2) 如经治疗护理 1 个月左右,患者症状好转,经头部 CT 检查证实,出血基本吸收,或经脑血管造影检查无颅内血管病变者,可遵医嘱逐渐抬高床头,取床上坐位、下床站立和适当活动。

2. 避免诱因

告诉患者及家属容易诱发再出血的各种因素,指导患者与医护人员密切配合,避免精神紧张、情绪波动、用力排便、屏气、剧烈咳嗽及血压过高等。如有便秘,可给予缓泻药;血压过高,可遵医嘱降压;患者烦躁,可给予镇静处理。

(二) 病情观察

蛛网膜下腔出血再发率较高,以 5～11 日为高峰,81％发生在首次出血后 1 个月内,颅内动脉瘤初次出血后 24 小时内再出血率最高,2 周时再发率累计为 19％。再出血的临床特点:首次出血后病情稳定、好转的情况下,突然首次出现剧烈头痛、恶心呕吐、意识障碍加重、原有局灶症状和特征重新出现等。应密切观察病情变化,发现异常及时报告医生处理。

(三) 用药护理

遵医嘱使用甘露醇等脱水药治疗时,应快速静脉滴注,必要时记录 24 小时尿量;使用尼莫地平等缓解脑血管痉挛的药物时,可能出现皮肤发红、多汗、心动过缓或过速、胃肠不适等反应,应适当控制输液速度,密切观察有无不良反应发生。

(四) 心理护理

指导患者了解疾病的过程与预后及脑血管造影检查的目的与安全性等相关知识。头痛是因为出血、脑水肿致颅内压增高,血液刺激脑膜或脑血管痉挛所致,随着出血停止、血肿吸收,头痛会逐渐缓解。脑血管造影检查的主要目的是明确病因,为能彻底解除再出血的潜在隐患做准备,是一项比较安全的检查措施,目前临床应用广泛。应指导患者消除紧张、恐惧、焦虑的心理,增强战胜疾病的信心，配合治疗和检查。

三、健康教育

（1）建议患者改善饮食结构，保持饮食清淡、多食蔬菜水果、勿过饱等良好习惯，规劝其戒烟、酒。

（2）指导患者保持情绪稳定和心态平衡，避免过分喜悦、愤怒、焦虑、悲伤等不良心理和惊吓等刺激。养成健康的生活方式，保证充足的睡眠，适当运动，避免体力或脑力劳动的过度劳累或突然用力过猛。

（3）蛛网膜下腔出血患者一般在首次出血 3 周后进行脑血管造影检查，告知脑血管造影检查的相关知识，指导患者积极配合。如已明确病因，应尽早手术，解除隐患或危险。

（4）指导家属应关心、体贴患者，为其创造良好的休养环境，督促尽早检查和手术，发现再出血征象及时就诊。

第四节　短暂性脑缺血发作护理

短暂性脑缺血发作（transient ischemic attack，TIA）是由于脑动脉狭窄、闭塞或血流动力学异常而导致的短暂性、反复发作性脑局部组织的血液供应不足，使该动脉所支配的脑组织发生缺血性损伤，表现出相应的神经功能障碍。典型的临床表现症状可持续数分钟至数小时，可反复发作，但在 24 小时内完全恢复，不遗留任何后遗症。但有部分可发展为完全性卒中，因此，应早期诊断治疗。短暂性脑缺血发作可分为颈内动脉系统及椎-基底动脉系统 TIA。椎-基底动脉系统 TIA 可发生短暂的意识障碍。

一、评估

（一）一般评估

一般评估应包括生命体征、神志、皮肤、个人既往病史情况以及营养进食情况。

（二）专科评估

专科评估包括感知觉改变、躯体运动功能障碍、四肢肌力情况及起病时间、前驱症状。

二、护理要点

(一) 评估患者的感知觉改变，并制订相应的护理措施

(1) 床头交接班，检查患者感觉障碍侧的肢体活动及皮肤情况。

(2) 做好安全管理，特别是防止烫伤、扭伤、压伤、撞伤等健康教育。

(3) 由于患者有视觉障碍，特别是偏盲，所以病房环境应简洁整齐，物品放置规范，生活用品放在患者视觉范围内 (训练时除外)。

(4) 发作时应做好肢体功能位的放置。

(二) 评估患者受累侧上下肢体的肌力，并制定相应的护理措施

(1) 肌力在 0～2 级时，给予加强巡视，做好肢体的康复训练。

(2) 肌力在 3～4 级时，给予二级护理，扶持活动，主动康复训练。做好防止摔伤的健康教育。

(三) 评估患者营养状况、进食情况

(1) TIA 频繁发作，影响患者进食。对面舌肌肉瘫痪、吞咽困难的患者，护士应加强饮食指导，选择营养丰富、软烂、团状或糊状食物，保证患者的营养摄入，防止误吸。

(2) 康复训练：面舌肌的协调运动、吞咽功能的训练。

(四) 评估失语的类型，制定有效的沟通措施

(1) 建立和谐的护患关系，取得患者的配合。

(2) 对感觉性失语的患者，应采用简单语言进行沟通，患者仍不能理解时护理人员应使用统一形体语言表达方法，如鼓励患者要面带微笑说"很好……真棒"的同时竖起拇指，以帮助理解。

(3) 对运动性失语的患者，可采用示范、卡片、实物等方法给予帮助。

(五) 猝倒发作的护理

1. 预防护理

根据患者 TIA 发作频次、时间等，制订保护措施。对发作频繁者，应限制其活动，给予卧床。必要时给予陪护，并向陪护人员讲解预防摔伤的相关知识。

2. 发作时的护理

密切观察发作时的临床表现，有无意识障碍等症状；立即给予吸氧。

3. 发作后的护理

检查患者有无摔伤、骨折，必要时行 X 线、CT 等检查。

（六）并发症的护理

当出现饮水呛咳或吞咽困难时，应做好以下护理。

（1）正确选择食物的种类、进食的方式、餐具等。

（2）做好环境的管理，提供安静的环境，避免打扰患者，分散注意力。

（3）选择坐位及半坐卧位，提供充足的进餐时间。

（4）正确评估一口量。

（5）将食物放在健侧舌体后部。

（6）切忌进食圆状、表面光滑的大块食品。

（7）床旁备好吸引装置。

（七）密切观察药物的作用与不良反应

（1）监测出、凝血指标。

（2）观察皮肤、黏膜、牙龈等部位有无出血。

（3）观察药物的治疗作用，正确执行抗凝药物医嘱。

三、健康教育

（一）积极治疗基础病

积极治疗动脉粥样硬化、高脂血症、高血糖、高血压、颈椎病等。有针对性地采取措施，尽量减少危险因素的损害。血压控制不可太低，以免影响脑组织供血供氧。

（二）做好出院指导

做好出院宣讲工作，特别是预防再次发作的相关知识，最重要的是向患者宣讲 TIA 发作时的各种临床表现，一旦有症状应立即就诊。

（三）药物指导

指导患者正确遵医嘱规律服药，不得擅自增减药物，并注意观察药物的不良反应。当发现皮肤有出血点、牙龈出血等，应及时就诊。

（四）服用抗凝药物及抗血小板聚集药物

定期复查凝血四项。

（五）饮食指导

饮食结构合理，低盐、低脂、高纤维饮食等，增加植物蛋白、单纯不饱和脂肪酸的摄入，多食水果和蔬菜，戒除烟酒等不良嗜好。

（六）适当运动

活动中避免劳累，运动方式应适宜，起坐、转身要慢，防止摔伤。

（七）定期复查

定期到医院复查血压、血脂、血糖情况，医生根据检查情况调整药物剂量。

第五节　颅内动脉瘤护理

颅内动脉瘤是由局部血管异常改变产生的脑血管瘤样突起，是一种神经外科常见的脑血管疾病，多发生于大脑动脉环的动脉分支或分叉部，该处常有先天性肌层缺陷，主要见于成年人（30～60岁），青年人较少。

动脉瘤破裂出血死亡率很高，初次出血死亡率为15%，再次出血死亡率为40%～65%，再次出血最迟出现在7日之内。

一、病因

目前认为主要与以下因素有关。

（1）感染因素。

（2）先天性因素。

（3）动脉硬化。

（4）其他：如创伤、肿瘤、颅内合并动静脉畸形。

二、病理

组织学检查发现动脉瘤仅存一层内膜，缺乏中层平滑肌组织，弹性纤维断裂或消失。瘤壁内有炎性细胞浸润。动脉瘤为囊性，呈球形或浆果状，外观紫红色，瘤壁极薄，98%的动脉瘤出血位于瘤顶。破裂的动脉瘤周围被血肿包裹，瘤顶破口处与周围组织粘连。

三、诊断要点

（一）临床表现

1. 颅内出血

表现为突发头痛、呕吐、意识障碍、癫痫样发作及脑膜刺激征。

2. 局灶体征

巨大动脉瘤常产生压迫症状，可出现偏瘫、动眼神经麻痹及梗阻性脑积水。

3. 脑缺血及脑血管痉挛

脑血管痉挛是颅内动脉瘤破裂后造成脑缺血的重要原因，患者可出现不同程度的神经功能障碍、偏瘫、失语、深浅感觉减退、失明、精神症状等。

（二）辅助检查

1. CT

CT 可明确有无动脉瘤。

2. 腰椎穿刺

腰椎穿刺可能诱发动脉瘤破裂出血，故不作为确诊动脉瘤的首选。

3. MRI

MRI 可初步了解动脉瘤的大小及位置。

4. 脑血管造影

脑血管造影是确诊颅内动脉瘤的金标准，对判明动脉瘤的准确位置、形态、内径、数目、血管痉挛和确定手术方案都十分重要。

5. 其他

经颅多普勒超声（TCD）、磁共振血管成像（MRA）、CT 血管造影（CTA）等。

四、治疗

（一）非手术治疗

（1）绝对卧床休息，抬高床头 30°。

（2）止血。

（3）降低颅内压。

（4）控制血压，预防和减少动脉瘤再次出血。

（5）控制及预防癫痫的发作。

（6）镇静、镇痛。

（7）保持大便通畅。

（8）脑血管痉挛的防治。

① 3H治疗：扩容、升压、血液稀释。

② 钙通道阻滞药：使用尼莫地平，注意输入速度。

③ 一氧化氮：它能拮抗内皮素，而内皮素是脑血管痉挛和延迟性脑缺血的主要原因。

④ 重组组织型纤溶酶原激活物（rt-PA）。

（二）手术治疗

（1）开颅夹闭术：开颅夹闭动脉瘤颈是最理想的方法，为首选。

（2）血管内栓塞术。

（3）孤立术（侧支循环充分时采用）等。

五、护理

（一）主要护理问题

（1）舒适度的改变与疼痛有关。

（2）焦虑、恐惧：与患者对疾病的恐惧、担心预后有关。

（3）缺乏知识：缺乏疾病相关知识。

（4）潜在并发症：颅内再出血、感染。

（二）护理目标

（1）患者疼痛减轻，主诉不适感减轻或消失。

（2）患者焦虑、恐惧程度减轻，配合治疗及护理。

（3）患者及其家属了解相关知识。

（4）术后未发生相关并发症或并发症发生后能得到及时治疗与处理。

（三）护理措施

1. 术前护理措施

（1）心理护理：①向患者或其家属解释手术的必要性、手术方式、注意事项；②鼓励患者表达自身的感受；③对个体情况进行有针对性的心理护理；④鼓励患者家属和朋友给予患者关心和支持。

（2）营养护理：①根据情况给予高蛋白质、高维生素、低脂肪、清淡易消化食物；②对不能进食者，遵医嘱静脉补充热量或行管喂；③针对患者的具体情况，如合并糖尿病、心功能不全、肾功能不全，给予相应的饮食。

（3）胃肠道准备：术前8小时禁食、禁饮。

（4）病情观察及护理：①观察并记录患者血压情况。②观察患者意识、瞳孔、生命体征、尿量和肢体活动情况。③对昏迷患者，注意观察皮肤状况并加强护理。④绝对卧床休息，保持病室安静，减少探视，尽量减少不良的声、光刺激。⑤避免各种不良刺激，如用力排便、咳嗽、情绪激动、烦躁易引起再出血。⑥保持大便通畅，保证充分的睡眠和休息，保持情绪稳定。⑦脑血管造影后的护理，严密观察股动脉伤口敷料情况；拔管后按压局部伤口4～6小时，先用手压2小时，再用沙袋压4小时，压力要适度，以不影响下肢血液循环为宜；或者用动脉压迫器压迫穿刺点，2小时后逆时针松解一圈，再压迫6小时后拔除压迫器；密切观察双侧足背动脉搏动、体温及末梢血运情况，嘱患者穿刺侧肢体伸直，24小时制动，不可弯曲。

（5）术前常规准备：①术前进行抗生素皮试，术晨遵医嘱带入术中用药；②协助完善相关术前检查：心电图、B超、出凝血试验等；③术晨更换清洁病员服；④术晨备皮：术前2小时剃头；⑤术晨建立静脉通道；⑥术晨与手术室人员进行患者、药物核对后，送入手术室；⑦麻醉后置尿管。

2. 术后护理措施

（1）全麻术后护理常规：①了解麻醉和手术方式、术中情况、切口和引流情况；②持续低流量吸氧；③持续心电监护；④床档保护防坠床；⑤严密监测生命体征。

（2）伤口观察及护理：观察伤口有无渗血渗液，应及时通知医生并更换敷料。

（3）各管道观察及护理：①输液管保持通畅，留置针妥善固定，观察穿刺部位皮肤有无红肿；②尿管按照尿管护理常规进行，一般术后第2日可拔除尿管，拔管后注意观察患者自行排尿情况；③创腔、硬膜外、硬膜下、皮下、脑室、腰穿持续引流等引流管参照引流管护理相关要求。

（4）疼痛护理：①评估患者疼痛情况，伤口、颅内高压；②遵医嘱给予镇痛药物或抗高血压药物；③提供安静舒适的环境。

（5）基础护理：做好口腔护理、尿管护理、定时翻身、雾化、患者清洁等工作。

（6）神经外科引流管护理：①保持通畅，勿折叠、扭曲、压迫管道。②妥善固定：颅内引流管与外接引流瓶或引流袋接头应连接牢固，外用纱布包裹，用胶布分别将纱布两端与引流管固定，避免纱布滑落；对躁动患者，在征得家属同意

四肢；告知患者及家属引流管的重要性，切勿自行拔出；根据引流管
放置目的调整放置高度；引流管不慎脱出，应检查引流管头端是否完整
立即通知主管医生处理。③观察并记录：严密观察引流液性状、颜色、
量，情况下，手术后1～2日引流液为淡血性液，颜色逐渐变淡，若引流出
大量新鲜血液或术后血性液逐渐加深，常提示有出血，应通知医生积极处理；引
流量过少应考虑引流管阻塞的可能，采用自近端向远端轻轻挤压、旋转引流管方
向、适当降低引流管高度等方法进行处理；采用以上方法处理后引流管仍未通畅
时，应严密观察患者意识或瞳孔变化，警惕颅内再出血的发生；观察患者伤口敷
料情况。④拔管：根据引流量、引流液的颜色、颅内压、引流目的等考虑拔管
时间。

(7) 饮食护理：术后患者清醒后当天禁食，第2日可进半流质饮食，以后逐
渐过渡到普食；昏迷患者则于第2日安置保留胃管，给予管喂流质饮食。饮食以
高蛋白、高维生素、低糖、清淡易消化的食物为宜。

(8) 体位与活动：患者清醒后抬高床头30°，能改善颈静脉回流和降低颅内
压。头部应处于中间位，避免转向两侧。患者术后活动应循序渐进，首先在床上
坐，然后在床边坐，再在陪护搀扶下下地活动，避免突然改变体位引起脑部供血
不足导致头晕或昏倒。

(9) 健康宣教：①清淡易消化饮食。②复查：3个月后复查。③功能锻炼：
肢体瘫痪者，保持肢体功能位，由被动锻炼到主动锻炼；失语者，教患者锻炼发
音，由简单的字到词组，再到简单的句子。④自我保健：保持稳定的情绪，保持
大便通畅，保持良好的生活习惯、活动规律、睡眠充足、劳逸结合等。⑤心理护
理：根据患者不同的心理情况进行不同的心理护理。

(四) 并发症的处理及护理

1. 术后颅内出血

患者意识加深，双瞳不等大，引流液颜色逐渐加深，伤口敷料有新鲜血液渗
出，神经功能废损加重。非手术治疗：使用脱水药、止血药，非手术治疗无效者
应及时行再次手术。

2. 脑血管痉挛

意识加深，神经废损功能加重。使用钙通道阻滞药，如尼莫地平；行3H疗
法，扩容、升压、血液稀释。

3. 颅内感染

术后3日体温持续性高热，腰穿脑脊液白细胞计数升高，脑膜刺激征阳性。
进行药敏试验，调整抗生素使用，行物理降温，持续腰穿引流脑脊液。

第六节　脑动静脉畸形护理

脑动静脉畸形（cerebral arteriovenous malformation，CAVM）是一种胚胎时期发育异常所致的先天性血管畸形，病变部位脑动脉与静脉之间缺乏毛细血管，致动脉与静脉直接相通，形成短路，产生一系列脑血流动力学紊乱。CAVM 是出血性脑血管病的主要类型之一，通常以癫痫、脑内或蛛网膜下腔出血、盗血及头痛发病。

一、临床表现

脑动静脉畸形通常以出血或癫痫发病，伴或不伴有头痛、颅内杂音及进行性神经系统功能障碍。

（一）出血

50％以上的 CAVM 患者以颅内出血为首发症状，表现为头痛、呕吐、严重者意识丧失，颈项强直。

（二）癫痫

癫痫是 CAVM 最为常见的症状，可发生在出血前或出血后，也可发生在出血时，顶叶发生频率最高，其次为额叶和颞叶，再次为枕叶，大脑深部和颅后窝 CAVM 很少发生癫痫。

（三）头痛

头痛较为常见，头痛性质可为偏头痛、局限性头痛或全头痛，无明显定位意义。如大量出血，可出现剧烈头痛、呕吐，甚至出现意识障碍。

（四）神经系统功能障碍

部分患者可出现一过性或进行性神经功能障碍，可表现为肢体麻木或无力、偏盲、失语、共济失调等。

（五）其他症状

精神症状、眼球突出、颅内血管杂音。

辅助检查

DSA 是诊断脑血管畸形的金标准。

MRI 和 MRA，MRI 诊断 CAVM 的正确率几乎可达到 100%。

（3）头颅 CT。

（4）利用 TCD 技术，不仅可以检测 CAVM 的血流方向，还可检测有无盗血现象。

二、治疗原则

（1）血管内栓塞治疗。

（2）手术治疗：①供血动脉结扎术；②动静脉畸形切除术。

（3）立体定向放射外科治疗，使病灶缩小后再考虑手术切除。

三、护理评估

了解患者主要症状及症状出现时间、诱发因素；评估神经功能障碍程度及自理程度。

四、护理要点及措施

（一）术前护理

（1）倾听主诉，了解病史及畸形发病特点，是癫痫发病还是脑出血发病。

（2）按癫痫护理常规，床旁备地西泮，按时服用抗癫痫药物，大发作时防止受伤，观察并记录意识、瞳孔变化及发作情况。

（3）对已出血的发病者，应观察其意识及瞳孔变化，遵医嘱给予止血、脱水等治疗。对头痛者，应观察并记录其头痛性质，遵医嘱对症处理。

（4）心理护理：针对患者及其家属不同心理反应，予以心理疏导和心理支持，提供疾病相关读物以减轻患者及家属的焦虑情绪。指导患者学会放松的方法，避免情绪过度波动，防止因情绪的大起大落而致脑出血的发生。

（5）饮食护理：指导患者进食低盐、低脂、低胆固醇、富含纤维素饮食，保证营养供给，防止便秘。

（6）了解患者基础血压情况，定时监测血压，遵医嘱服用抗高血压药物，防止因血压过高引起脑出血。

（二）术后护理

（1）按神经外科术后护理常规。

（2）体位：开颅全身麻醉手术患者术后返回病房，麻醉清醒后去枕平卧 6 小时后取头高位，抬高床头 15°～30°；介入手术后平卧，术肢保持伸直位。

（3）严密观察患者的意识、瞳孔、生命体征及肢体活动变化并做好记录。密切监测血压，遵医嘱准确给药，维持血压稳定并避免不良刺激；严密观察神经系统症状，及时发现脑水肿症状，避免发生正常灌注压突破综合征；对于有肢体功能障碍的患者，应给予正确的功能锻炼，病情允许时应及早进行康复训练。

（4）按医嘱定时输入脱水药物，脑室引流者保持引流通畅，保持血压在基础血压下限，防止正常灌注压突破综合征发生。

（5）饮食：开颅全麻患者返回病房后禁食、水 24 小时，介入治疗局麻患者返回病房后即可饮水及进食，饮食宜清淡易消化，避免进食过于刺激的食物。

五、健康教育

（1）向患者讲解动、静脉畸形出血的诱发因素，避免再次出血。保持乐观心态，避免情绪波动。

（2）指导正确服用抗癫痫、抗缺血、神经功能修复等药物，切勿漏服及擅自停药。

（3）鼓励患者坚持进行康复训练，无功能障碍或轻度功能障碍的患者应尽量从事一些力所能及的工作，避免患者角色强化，尽早回归社会。

（4）教会患者及家属血压自我监测方法，减少再出血诱发因素。

（5）告知患者若再次出现头痛、呕吐、神经功能障碍等症状，应及时就诊，无症状者 3～6 个月后复查。

主要参考文献

[1]　王晓艳．临床外科护理技术［M］．长春：吉林科学技术出版社，2019．

[2]　赵霞．临床外科护理实践［M］．武汉：湖北科学技术出版社，2018．

[3]　朱翠英．现代临床外科护理路径［M］．长春：吉林科学技术出版社，2019．

[4]　郭秀兰．新编实用临床外科护理知识［M］．长春：吉林科学技术出版社，2019．

[5]　杨志敏．实用临床外科护理［M］．长春：吉林科学技术出版社，2019．

[6]　赵楠．现代临床外科护理进展集萃［M］．石家庄：河北科学技术出版社，2017．

[7]　石兰萍．临床外科护理基础与实践［M］．北京：军事医学科学出版社，2016．

[8]　吴蓓雯．临床外科护理手册［M］．上海：上海世界图书出版公司，2015．

[9]　韩成珺．外科临床治疗与护理［M］．武汉：湖北科学技术出版社，2017．

[10]　苏丽萍．外科临床及护理［M］．北京：原子能出版社，2018．

[11]　李永娟．外科常见病护理临床实践［M］．汕头：汕头大学出版社，2019．

[12]　刘巍．实用临床内科及护理［M］．汕头：汕头大学出版社，2019．